Marina Tatoyan
Liana Abroyan
Elena Karalova

Peculiaridade da eritropoiese embrionária dos porcos

Marina Tatoyan
Liana Abroyan
Elena Karalova

Peculiaridade da eritropoiese embrionária dos porcos

ScienciaScripts

Imprint
Any brand names and product names mentioned in this book are subject to trademark, brand or patent protection and are trademarks or registered trademarks of their respective holders. The use of brand names, product names, common names, trade names, product descriptions etc. even without a particular marking in this work is in no way to be construed to mean that such names may be regarded as unrestricted in respect of trademark and brand protection legislation and could thus be used by anyone.

Cover image: www.ingimage.com

This book is a translation from the original published under ISBN 978-620-2-06704-1.

Publisher:
Sciencia Scripts
is a trademark of
Dodo Books Indian Ocean Ltd. and OmniScriptum S.R.L publishing group

120 High Road, East Finchley, London, N2 9ED, United Kingdom
Str. Armeneasca 28/1, office 1, Chisinau MD-2012, Republic of Moldova, Europe
Printed at: see last page
ISBN: 978-620-7-92185-0

Conteúdo

Prefácio

O volume de conhecimentos no domínio da hematologia é enorme e está em constante crescimento, sendo uma ciência sobre as células sanguíneas e os órgãos hemopoiéticos. O facto de se manterem num estado de regeneração fisiológica constante faz das células do sangue e dos órgãos hematopoiéticos um modelo extremamente conveniente para estudar a proliferação celular, e a variedade de formas morfológicas e funções permite estudar os mecanismos finos de diferenciação e maturação das células. A revelação dos padrões de proliferação e diferenciação das células hematopoiéticas, que desempenham um papel vital no organismo, continua a ser um problema fundamental em hematologia.

Atualmente, o problema do desenvolvimento da hematopoiese no período embrionário dos mamíferos é bastante atual. Para clarificar a etiologia e a patogénese de vários tipos de anomalias no desenvolvimento de fetos e recém-nascidos, é necessário um conhecimento profundo dos fundamentos das características da embriogénese precoce e um estudo mais detalhado da estrutura morfológica, do desenvolvimento e do desenvolvimento funcional dos órgãos e sistemas do corpo, para assegurar a sua proteção e adaptação sob a influência de vários factores patogénicos.

Informações sobre os processos de formação, alterações morfológicas e histoquímicas no crescimento e desenvolvimento de tecidos, órgãos e sistemas corporais envolvidos no desenvolvimento do eritron podem ser usadas para resolver problemas reais de histogênese, regeneração de tecidos e órgãos; esclarecer as condições para o aparecimento de doenças tumorais; conhecimento dos mecanismos reguladores do desenvolvimento de órgãos hematopoiéticos. É de notar que, com a inadequação da hemopoiese, a utilização de células estaminais embrionárias isoladas de tecidos embrionários e fetais como material de transplante é particularmente relevante para o tratamento e correção de várias condições patológicas.

PART 1.

MATERIAIS E MÉTODOS

Animais

Foram utilizadas na experiência 16 porcas da raça Large White, com 11 meses de idade. As porcas prenhes, que cresceram até aos 130-140 kg, com 11-12 meses de idade, foram abatidas para estudar o desenvolvimento e o crescimento dos embriões e dos fetos. O abate foi efectuado nos 15°, 25°, 35°, 45°, 55°, 65°, 75° e 90° dias de gestação das porcas. Em cada um dos dias referidos, foram abatidas duas porcas. Também foram estudados os leitões com 24 horas, 30 dias e 90 dias de nascimento. Foram estudados pelo menos 8 embriões (fetos) e 3-5 leitões de cada vez (Fig.1). A investigação em causa foi realizada também nos embriões de ratos em diferentes fases do seu desenvolvimento embrionário, começando com a hemopoiese vitelina (os embriões de rato com 11,5 dias de idade) até à hemopoiese definitiva da medula óssea (embriões de rato com 17 dias de idade).

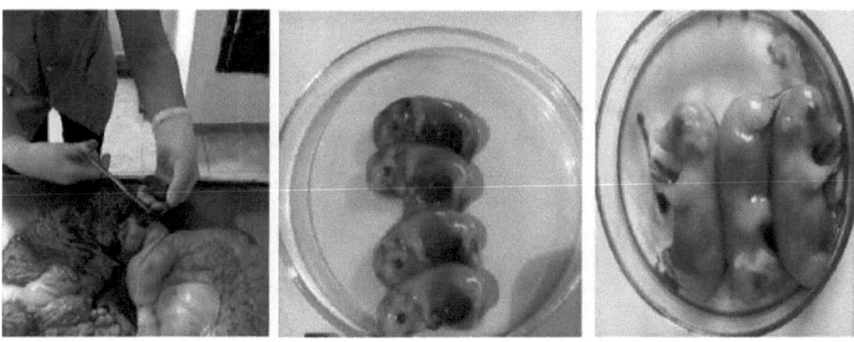

Figura 1. Embriões de suínos em diferentes estágios.

A eutanásia dos suínos foi efectuada de acordo com o Guia de Cuidados e Utilização de Animais de Laboratório, Directrizes da AVMA (International Review Board/Independent Ethics Committee of the Molecular Biology of NAS, IRB00004079).

Investigação laboratorial

Como fixações para as amostras histológicas de embriões, foram utilizados os líquidos de Zenker, Flemming, Buen e uma solução de etanol a 96%. As amostras foram inundadas em parafina, seguindo-se a preparação de uma série de lâminas histológicas com 5-8 mm de espessura. As preparações foram coradas com solução de hematoxilina de acordo com

Weigert K. (1904) com coloração adicional de eosina (Lillie R.D., 1965) e azan de Mallory (Gray P., 1954). Para a análise celular, as lâminas foram fixadas em metanol puro e coradas com uma solução modificada de Giemsa (azure B/azure II, eosina e azul de metileno), de acordo com o protocolo do fabricante (Sigma-Aldrich). As células foram examinadas ao microscópio de luz com uma ampliação de 1250x numa sequência aleatória. Foram classificadas pelo menos 200 células em cada amostra. A determinação morfológica dos estádios do desenvolvimento eritropoiético primitivo foi efectuada de acordo com Baron M. et al (2012). A classificação das células eritróides foi efectuada de acordo com Weiss D.J. & Wardrop K.J. (2010).

Análise morfométrica do fígado

O tamanho do tecido hematogénico do fígado do embrião foi determinado nas lâminas de preparação com a ajuda do suporte de programação ImageJ. Em cada caso, foram utilizadas pelo menos 4 lâminas de fígado e, em cada lâmina, foram observados pelo menos 30 campos de visão (0,4 mm). Os campos de visão foram escolhidos aleatoriamente, excluindo a cápsula hepática.

Coloração de proteínas com amarelo de naftol e citofotometria de proteínas

Para a contagem das proteínas totais, as preparações foram coradas com amarelo naftol pelo método de rotina (Gaub J. et al, 1975). A medição da densidade ótica das proteínas foi efectuada no comprimento de onda de 434nm no citoespectrofotómetro SMP 05 Opton. Para a análise citométrica dos tamanhos das células, foi utilizado o suporte de programação ImageJ.

Coloração de proteínas de ADN

Todas as preparações foram tratadas com o procedimento combinado de coloração Feulgen-Naphthol Yellow (FNYS) (Gaub J. et al. 1975). Este método permite análises microespectrofotométricas simultâneas de ADN e proteínas em células individuais e o valor proteico está estreitamente correlacionado com a quantidade de massa seca da célula.

Citometria de varrimento por imagem

Para a citometria de varrimento por imagem e a medição do ADN, as lâminas de sangue foram fixadas em etanol a 96% durante 30 minutos e coradas com reagente de Schiff fresco (hidrólise do ADN em ácido clorídrico 5 N durante 60 minutos a 22°C) pelo método de

Feulgen Deich A.D., (1966). Para medir o teor de ADN (em unidades convencionais) por citometria de varrimento de imagem, foi utilizado um microscópio-citómetro SMP 05 (OPTON) equipado com computador, com um comprimento de onda de 575 nm e uma ampliação de 1250 ×. Antes do processo de digitalização, cada núcleo foi contornado e a citometria do conteúdo de ADN nuclear de todos os tipos de células estudados foi efectuada a 1-7 dpi.

Ploidia das células

O teor de ADN foi expresso numa escala "c", em que 1 c é a quantidade haploide de ADN nuclear que ocorre em populações diplóides normais (não patológicas) em G_0/G_1. O teor de ADN dos linfócitos suínos não estimulados foi utilizado como padrão diploide para as medições. As medições de ADN identificam os núcleos como aneuplóides se se desviarem mais de 10% de 2c, 4 c, 8 c ou 16 c; ou seja, se estiverem fora dos valores 2c±0,2, 4c±0,4, 8 c±0,8 ou 16c±1,6. Foi também calculado o número total de células em áreas euplóides do histograma de ADN reescalonado pelo fator de correção médio (1,8 c-2,2 c, 3,6 c-4,4 c, 7,2 c-8,8 c e 14,4 c-17,6 c). A variabilidade do conteúdo de ADN em linfócitos não estimulados não excedeu 10%.

Quantificação da hemoglobina

A quantidade de hemoglobina nas células foi determinada espectrofotometricamente em preparações não coradas. As análises de comprimento de onda do sangue de rato diluído mostraram consistentemente a maior absorvância a 414 nm, que é o pico Soret da hemoglobina.

Determinação dos níveis séricos do LCR

Para a deteção dos níveis séricos do fator estimulador de colónias de macrófagos (M-CSF) e do fator estimulador de colónias de macrófagos de granulócitos (GM-CSF), foram utilizados kits ELISA comerciais (Elabscience Biotechnology Co, Ltd). Os níveis de citocinas (pg/ml) foram medidos utilizando um leitor colorimétrico (Stat Fax 303 Plus) e calculados de acordo com a curva-padrão de citocinas fornecida nos kits. Todas as amostras foram testadas em duplicado, de acordo com as instruções do fabricante.

Determinação dos níveis plasmáticos de EPO

Os níveis de EPO (ng/ml) nas amostras de plasma foram medidos por kits comerciais ELISA

(Elabscience Biotechnology Co., Ltd).

Análise estatística

A significância foi avaliada pelo teste t de Student bicaudal e pelo teste u de Mann-Witney.

PART 2

ONTOGÉNESE DAS CÉLULAS ERITRÓIDES DO PORCO

Introdução. É sabido que a eritropoiese embrionária ocorre em quatro locais que se alteram sucessivamente: o saco vitelino, o fígado, o baço e a medula óssea vermelha. De facto, a hemopoiese embrionária no saco vitelino é a eritropoiese primária, que é atribuída à preservação do núcleo em todas as fases de maturação dos eritrócitos e à síntese de hemoglobina de tipo fetal (HbE) (Wong P.M. et al, 1986). As primeiras células estão a ser formadas fora do corpo do embrião, nos locais de menor acumulação de células mesodérmicas, denominadas ilhas de sangue do saco vitelino. As ilhas de sangue do saco vitelino são o primeiro local de hematopoiese e de desenvolvimento vascular no embrião dos vertebrados (Ferkowicz M.J. &Yoder M., 2005).

A fase seguinte do processo é a hematopoiese no fígado, que ocorre ao longo dos vasos de forma extra-vascular. As células hematopoiéticas estaminais começam por se diferenciar em blastos e, posteriormente, em eritrócitos secundários. O macrófago central que contém a formação primária das ilhas eritroblásticas está a ocorrer no fígado (Sasaki K. & Iwatsuki H., 1997). O fígado torna-se então o principal local de hemopoese e mantém-se ativo até às primeiras semanas de nascimento, mas com uma atenuação gradual da atividade.

O processo de eritropoiese no fígado do embrião é representado pelos precursores nucleares eritróides de diferentes graus de maturação, que contêm a hemoglobina fetal (HbF), a qual, devido à sua maior afinidade com o oxigénio, permite uma absorção eficaz deste último a partir do sangue da mãe (De Simone D. & Muller A.L., 1979).

O baço nos mamíferos, normalmente, está a ser formado mais cedo do que os processos de hemopoiese nele se desenvolvem. Provavelmente, devido a uma grande quantidade de sangue acumulado, o baço do embrião torna-se o centro da hemopoiese antes do momento do nascimento, seguindo-se a cessação gradual da eritropoese esplénica. Em geral, a atividade eritropoiética do baço do embrião e do feto não tem grande significado (Fruhman G.J., 1968; Rifkind R.A. et al, 1974).

A fase seguinte e a localização da eritropoiese é na medula óssea vermelha. A formação das células, morfologicamente semelhantes aos hepatoblastos do fígado e às células do saco vitelino, começa a partir das células mesenquimais primitivas da medula óssea. Analogamente a estas últimas, dão origem aos megacariócitos, às células eritróides e às células mielóides, incluindo os neutrófilos, os basófilos e os eosinófilos. A medula óssea do embrião difere significativamente dos centros de hemopoiese anteriores pela prevalência da formação de células mieloides em comparação com a eritropoiese. O processo inicial de formação de células mieloides começa na parte central da cavidade da medula óssea (normalmente os processos de hemopoiese começam na clavícula e depois propagam-se pelos restantes ossos) e arrastam depois toda a cavidade da medula óssea. A eritropoiese na medula óssea do embrião desenvolve-se mais tarde e ocorre principalmente em conjunto com o processo de mielopoiese, pelo que, entre a maioria das células de maturação da linha mieloide, os pequenos focos de eritropoiese tornam-se aparentes (King J.E. & Ackerman G.A.,1967; Carbonell F. et al, 1982).

O conteúdo celular da população eritroide do embrião nos períodos fetais tardio e precoce (os 24th , 30th e 40th dias de gestação) foi investigado por Pearson P.L. et al (1998). Miller E.R. et al (1961) investigaram os eritrócitos de suínos no período pós-natal. Nesta investigação, através dos métodos de citomorfologia, citomorfometria e citoespectrofotometria, foi estudado o conteúdo celular da população eritroide do embrião, desde a hemopoiese vitelina até ao período pós-natal com intervalos de 10 dias, incluindo também os leitões com um dia, um mês e três meses de idade. Foi estudada a dinâmica de alteração dos índices de tamanho, o conteúdo de proteínas totais, hemoglobina, DNA e RNA em todas as células mencionadas, para o mesmo período de desenvolvimento embrionário dos porcos.

Resultados. Os nossos dados mostram que as células hematopoiéticas derivadas do saco vitelino primitivo de poricina nos focos eram grandes e geralmente de forma oval. Os seus núcleos pareciam ser ovais, com 5-7 µm de largura.

Morfologicamente, eram muito semelhantes às dos ratinhos (Sasaki K. & Matsumara G., 1986). Na diferenciação seguinte, ocorre um arredondamento das células hemopoiéticas e a formação das células eritropoiéticas primitivas. As células primitivas do sangue estão a formar-se fora do corpo do embrião, nas células mesenteriais, acumulando pequenos locais, denominados ilhas de sangue (ilhas de sangue do saco vitelino). As ilhas de sangue do saco vitelino são o primeiro local de hemopoiese e desenvolvimento vascular no embrião dos vertebrados (Ferkowicz M.J. & Yoder M., 2005).

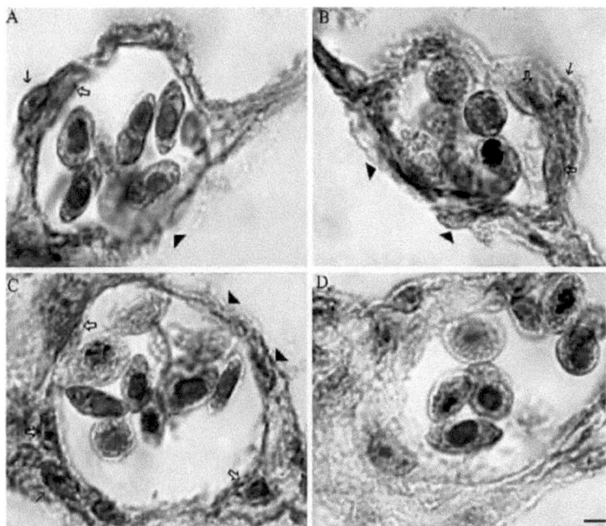

Figura 1. Ilhas de sangue do saco vitelino primitivo em embrião suíno de 15 dias. Coloração: tricrómio de Mallory. *Células eritróides primitivas (de cor vermelha), células endoteliais e mesoteliais (citoplasma de cor azul e núcleos vermelhos). O saco vitelino inclui todos os elementos eritróides e o endotélio circundante (setas transparentes), situado entre a endoderme visceral externa (setas pretas) e o mesotélio derivado da mesoderme interna (triângulos). A barra de escala é de 10 μm.*

A ilha de sangue é uma formação embrionária precoce composta pelas células mesentéricas que revestem o saco vitelino. A Fig.1 apresenta a representação de uma ilha de sangue típica do embrião de porco de 15 dias, com diferentes elementos hemopoiéticos rodeados por endotélio e dispostos entre o entoderma visceral e o mesotélio interno de origem mesodérmica De acordo com os nossos dados, a hemopoiese nas ilhas de sangue é dominante nos suínos (ou melhor, é o único tipo de hemopoiese) no dia 15th do desenvolvimento do embrião de suíno, permanece significativa (não inferior a 40%) no dia 25th e praticamente desaparece no dia 35th .

A morfologia das células eritróides embrionárias primitivas do porco, tanto de origem no saco vitelino como de origem hepática, é apresentada na Fig.2. Deve ser mencionado que o embrião de porco com 25 dias de idade é caracterizado pela presença simultânea de células eritropoiéticas primitivas e de células eritropoiéticas hepáticas precoces.

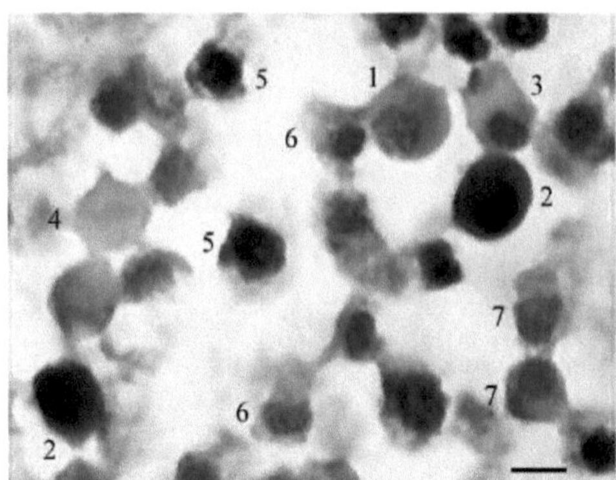

Figura 2. Células eritróides precoces do embrião suíno de 25 dias.

Secção do vaso do embrião de 25 dias. Estágios do desenvolvimento eritropoiético primitivo e hepático inicial.

1. células eritróides primitivas da primeira fase (origem no saco vitelino); 2. células eritróides primitivas da segunda fase (origem no saco vitelino); 3. células eritróides primitivas da terceira fase (origem no saco vitelino); 4.Eritrócito primitivo (origem no saco vitelino); 5. eritroblasto basófilo (origem no fígado); 6. eritroblasto policromatófilo (origem no fígado); 7. eritroblasto ortocromatófilo (origem no fígado). A barra de escala é de 10 μm.

Table 1.

Conteúdo populacional do sangue periférico do embrião de porco, do feto, do recém-nascido e do leitão com 30 dias de idade em (%).

Cells (%)	Terms of embryonic , fetal and postnatal development (days)									
	15	25	35	45	55	65	75	90	newborn	30
Primitive erythroid cells	98.0±2.1	42.0±3.5	0.1±0.01	0.01±0.0001	0.001±0.0001	-	-	-	-	-
Primitive erythrocyte	2.0±0.3	0.01±0.001	0.001±0.0001	-	-	-	-	-	-	-
Basophilic erythroblast	-	6.0±0.8	1.5±0.2	0.2±0.01	0.1±0.01	0.1±0.02	0.01±0.001	-	-	-
Polychromatophilic erythroblast	-			0.4±0.01	0.3±0.07	0.2±0.02	0.1±0.03	0.1±0.02	0.01±0.001	-
Orthochromatophilic erythroblast	-	51.0**±3.4	82.6**±4.7	6.2±1.3	5.5±1.0	1.2±0.1	0.1±0.01	0.1±0.01	0.01±0.001	0.001*±0.0001
Reticulocyte	-	-	11.5±1.3	27±3.3	22.8±4.5	11.3±2.8	4.9±1.1	2.6±0.7	1.1±0.4	1.7±0.3
Erythrocyte	-	0.9±0.05	4.3±0.7	66.2±8.1	71.1±10.1	87.2±7.9	94.9±9.3	97.2±4.6	98.88±1.3	98.3±1.8

** a presença de eritroblastos ortocromatófilos em leitões de 30 dias é observada apenas em animais individuais ** Ao contrário dos eritroblastos policromatófilos e ortocromatófilos, nesta fase é difícil*

A tabela mostra a substituição sucessiva do saco vitelino primitivo pelos ilhéus eritroblásticos (EI). Esta substituição ocorre no embrião com 25 dias de idade e praticamente termina no embrião com 35 dias de idade, sendo acompanhada por um desaparecimento completo da população de células do saco vitelino.

Table 2.

A dinâmica das alterações da área nuclear e do citoplasma das células eritróides nos vasos do porco durante a ontogénese (μm)^2

Idade do embrião (dias)	Tipos de células	Localização	Área do núcleo da célula	Área da célula
15	células eritróides primitivas	saco vitelino	21.1±3.1	72.7±12.9
15	eritrócito primitivo	saco vitelino	-	58.9±4.2*
25	eritrócito	fígado	-	52.1±5.3**
35	eritrócito	fígado	-	45.2±3.5↑
45	eritrócito	fígado, baço	-	45.7±4.1↑
55	eritrócito	fígado, baço	-	47.2±5.1↑
65	eritrócito	fígado, baço	-	46.1±2.8↑
75	eritrócito	fígado, baço	-	46.2±4.4↑
90	eritrócito	fígado, medula óssea	-	*45.3±3.3*↑
recém-nascido	eritrócito	fígado, medula óssea	-	44.8±4.0↑
3 meses	eritrócito	medula óssea	-	35.4±1.6

1 autenticamente superior, comparativamente aos eritrócitos pós-natais (p < 0,05-0,01).

*2 * uma tendência comparável à dos eritrócitos pós-natais (p < 0,01).*

↑ a tendência total para diminuir comparativamente aos eritrócitos primitivos, o número de inversões de acordo com o critério u é igual a 2 (p < 0,01).

Estudámos também a distribuição das células eritróides primitivas segundo as classes de ploidia do ADN e representámos os resultados na Fig.3.

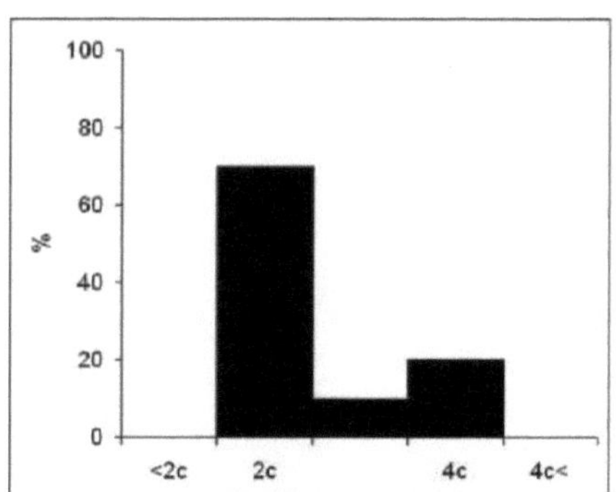

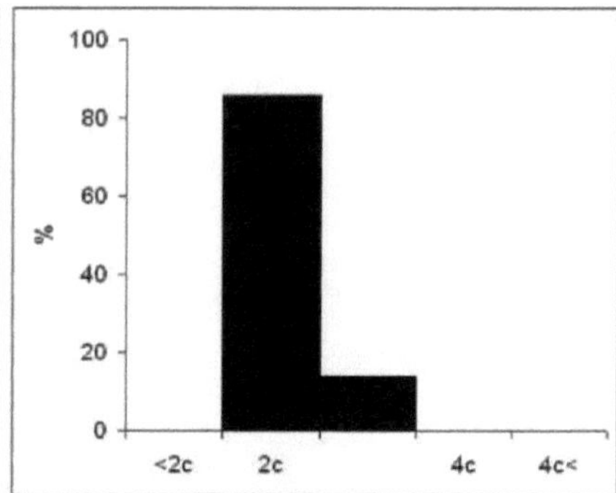

Figura 3. Distribuição das células eritróides primitivas pela ploidia do DNA em embriões suínos de 15 e 25 dias. *A - Células eritróides primitivas em embrião suíno de 15 dias;*

B - Células eritróides primitivas em embrião de suíno de 25 dias

Como se pode ver na Fig.4, a maior parte (cerca de 70%) das células eritróides primitivas do embrião de 15 dias são diplóides e capazes de proliferar, o que é testemunhado pela presença de populações hiperdiplóides e tetraplóides (uma correspondência aproximada às fases S e G2 do ciclo mitótico).

Quadro 3.

Conteúdo de hemoglobina nas células eritróides do porco durante a sua ontogénese (pg)

Idade do embrião (dias)	Tipos de células	Localização	Teor de hemoglobina (pg)
15	células eritróides primitivas	saco vitelino	40.2±7.4*
15	eritrócito primitivo	saco vitelino	33.7±9.0*
25	células eritróides primitivas	saco vitelino	33.4±5.1*
25	eritrócito primitivo	saco vitelino	41.4±5.2*
25	eritroblastos embrionários precoces	Fígado	14.9±4.1
25	eritroblastos embrionários tardios	Fígado	15.5±3.2
25	Eritrócitos	Fígado	20.3±0.5**
35	Eritrócitos	Fígado	21.1±1.2**
45	Eritrócitos	fígado, baço	19.9±1.1
55	Eritrócitos	fígado, baço	19.2±1.4
65	Eritrócitos	fígado, baço	18.7±1.0
75	Eritrócitos	fígado, baço	19.1±0.9
90	Eritrócitos	fígado, medula óssea	18.9±1.5
recém-nascido	Eritrócitos	fígado, medula óssea	18.6±0.8
3 meses	Eritrócitos	medula óssea	18.2±2.1

autêntico superior, comparável aos eritrócitos pós-natais (p < 0,05-0,01).

** No total, comparativamente aos eritrócitos maduros, o número de inversões de acordo com o critério u é igual a 2-3 (p < 0,01).*

A principal população de células no 25th dia de desenvolvimento embrionário é representada por células diplóides e hiperplóides. As células tetraplóides desaparecem da população geral de células.

Na Fig. 4 estão representados os dados relativos ao teor de hemoglobina nas células eritróides do saco vitelino do porco nos embriões com 15 e 25 dias de idade. Como se pode ver na Fig. 4, não é autêntica a diferença entre o teor de hemoglobina nas células eritróides primitivas e nos eritrócitos primitivos dos embriões de suínos com 15 e 25 dias de idade.

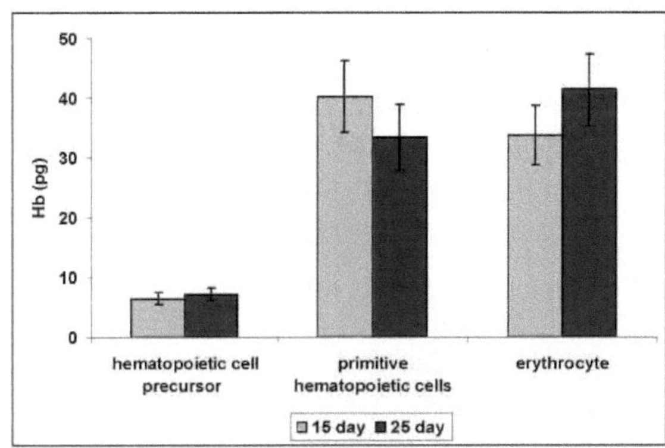

Figura 4. Conteúdo de hemoglobina (pg) nas células eritróides do saco vitelino do porco

De qualquer forma, estas células contêm muito mais hemoglobina ($p<0{,}01$) comparativamente aos precursores não diferenciados das células eritróides do saco vitelino. Não revelámos qualquer diferença no conteúdo de hemoglobina nas células diplóides e tetraplóides do embrião de porco com 15 dias de idade.

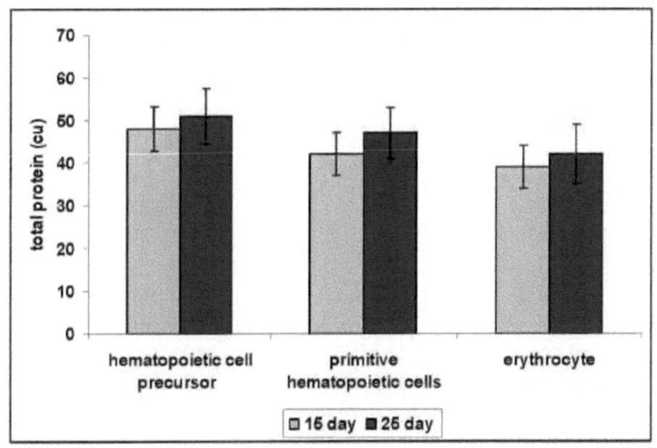

Figura 5. Teor de proteínas totais (c.u.) nas células eritróides do saco vitelino do porco

Como se depreende da Fig. 5, não é autêntica uma diferença entre o teor total de proteínas nos precursores não diferenciados da célula eritroide do saco vitelino, nas células eritróides primitivas e nos eritrócitos primitivos.

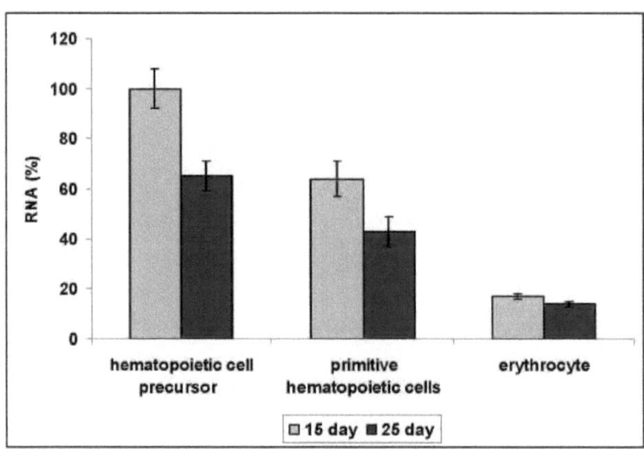

Figura 6. Conteúdo de ARN (c.u.) nas células eritróides do saco vitelino do porco

*Foi aceite o valor de * para 100% do teor de ARN nas células precursoras hemopoiéticas do embrião de 15 dias do porco.*

Da Fig. 6 resulta óbvio que, juntamente com o aprofundamento da diferenciação nas células eritróides do saco vitelino do porco, ocorre a redução do conteúdo de ARN. Este facto está bem elucidado na literatura científica (Van Hove L. et al, 1990). O conteúdo de ARN nos precursores não diferenciados das células eritróides do saco vitelino era superior ao das células eritróides primitivas e ao dos eritrócitos primitivos (tanto no 15.o[th] dia como no 25.o[th] dia de desenvolvimento do embrião) (p<0,01). Mas foi maior nas células eritróides primitivas do que nos eritrócitos primitivos (p<0,01) tanto no dia 15th como no dia 25th do desenvolvimento embrionário.

Como se depreende das Fig. 5 e Fig. 6, nos precursores das células hemopoiéticas o conteúdo total de proteínas, em geral, não era inferior ao das células eritróides maduras do saco vitelino do porco. Mas o conteúdo de hemoglobina nas células precursoras era significativamente menor (mais de 3,5-4 vezes). Provavelmente, isso pode ser explicado pelo nível incompleto de diferenciação dessas células. A síntese intensificada de hemoglobina começa com o aprofundamento da diferenciação e torna-se a principal proteína tanto nas células eritróides primitivas como nos eritrócitos primitivos.

Discussão. As investigações sobre a eritropoiese primitiva em suínos não são múltiplas. Existem apenas algumas investigações discretas sobre um determinado tema. Assim, o saco vitelino no embrião de porco foi estudado por Liwska J an& Grabinski-Baranowski A.J.

(1994). Na investigação indicaram que a transferência das funções hematopoiéticas do saco vitelino para o fígado ocorre por volta do 27th dia de desenvolvimento do embrião e o funcionamento da hematopoiese até ao 51th dia de desenvolvimento do embrião de porco. Os nossos dados indicam que, em termos mais precoces (o dia 25th para o funcionamento simultâneo de dois centros de hematopoiese - o saco vitelino e o fígado) e quase uma cessação completa do mesmo no saco vitelino após o dia 35th de desenvolvimento embrionário. Provavelmente, a diferença de dados (com os dados obtidos pelos autores mencionados) é uma consequência das diferentes raças de suínos utilizadas na experiência, o que predetermina os termos da eritropoiese (Pearson P.L. et al, 1998).

Assim, considerando os dados da literatura, é possível testemunhar uma variabilidade dos termos da eritropoiese em diferentes raças de suínos. Também deve ser notado que a presença insignificante de células eritróides primitivas nos vasos do embrião de porco após o 35[oth] dia de desenvolvimento não indica seguramente a eritropoiese no saco vitelino. Sabe-se que as células mesenquimais primárias observadas em todos os órgãos do embrião e/ou do feto (Emura I. et al, 1983) e nas cavidades corporais, especialmente na região anterior do pericárdio primário, desempenham um papel auxiliar na hemopoiese embrionária precoce.

Nos primeiros períodos de gestação (15th , 25th , 35th dias, etc.), revelámos a população de células não nucleares que surgem durante o processo de eritropoiese do saco vitelino na fase inicial da ontogénese.

Como se pode ver na Tab.2, os tamanhos dos eritrócitos semelhantes (que estão a ser formados no saco vitelino) excedem significativamente não só os dos maduros (de origem na medula óssea), mas também os dos que estão a ser formados em ilhas eritroblásticas iniciais (embrionárias) com macrófagos centrais.

Como é sabido, a perda de núcleos é um comportamento único durante o tipo definitivo de maturação eritroide em mamíferos (Bills N.D. et al, 1992), e os núcleos extrudidos são imediatamente absorvidos por macrófagos de EI. Mas na investigação de Kingsley P.D. et al, 2004, foi demonstrada a possibilidade de enucleação das células eritróides primitivas encontradas em ratinhos. A presença de ilhas eritroblásticas com macrófagos centrais, especialmente no embrião com 15 dias de idade, parece ser menos provável. Assim, o mecanismo de enucleação das células eritróides primitivas está ainda por investigar.

Os dados obtidos sobre o teor de hemoglobina por célula na embriogénese do porco atestam que o teor de hemoglobina por célula diminui significativamente com o aumento do período de gestação. Estes dados estão correlacionados com os obtidos por O'Connor R.J. (1952) na investigação da eritropoiese embrionária das aves. É de notar que as células hematopoiéticas primitivas contêm aproximadamente duas vezes mais hemoglobina do que os eritrócitos maduros, e a sua área quadrada excede a dos maduros em mais de duas vezes e, consequentemente, o seu volume também excede o volume dos maduros em mais de três vezes (se não considerarmos o núcleo presente). Os eritrócitos primitivos não nucleados contêm hemoglobina mais de duas vezes mais do que os maduros, aproximadamente em duas vezes mais volume. Portanto, o grau de saturação de hemoglobina nas células hematopoiéticas primitivas, nos eritrócitos primitivos e nos maduros (pós-natais) é quase o mesmo.

Retomando a investigação sobre a eritropoiese embrionária do porco, resumimos a localização temporal dos tecidos hematopoiéticos com a sua parte na eritropoiese total do porco durante o seu desenvolvimento intrauterino.

Uma análise comparativa da localização temporal dos tecidos hematopoiéticos durante o desenvolvimento embrionário do porco revelou que, ao contrário do embrião humano, a participação do fígado na eritropoiese do embrião do porco ocorre já a partir do 20[oth] dia de gestação (Fig. 7).

Na fase inicial da hemopoiese hepática, a formação das células eritróides primitivas é semelhante às do saco vitelino (Isern J.et al, 2011). Estas células formam muito rapidamente loci de hemopoiese semelhantes às ilhas de sangue do saco vitelino (Ferkowicz M.J. & Yoder M., 2005). Mas já nos estágios iniciais as células nucleares de tamanho muito menor do que as células eritróides primitivas são observadas nos loci de hemopoiese hepática. Ao mesmo tempo, surgem os eritrócitos de tamanho inferior ao das células formadas nas ilhas de sangue do saco vitelino.

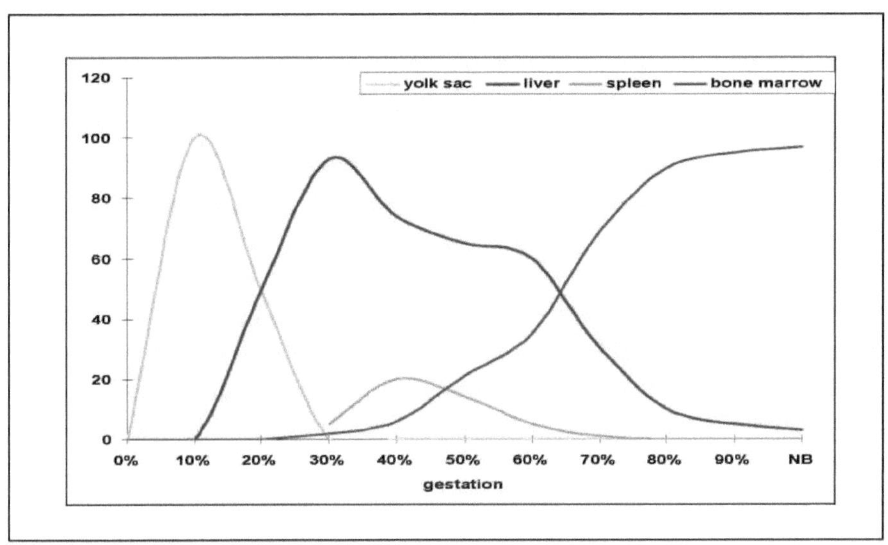

Figura 7. Localização temporal dos tecidos hematopoiéticos durante o desenvolvimento intrauterino do porco.

No eixo das abcissas - a participação de uma parte do órgão na hemopoiese (%).

No eixo das ordenadas - um termo do desenvolvimento intrauterino, expresso em percentagem da duração da gravidez (nos suínos, o período total de gravidez dura 115 dias; NB - recém-nascido).

*Este facto atesta a presença de diferentes tipos de eritropoiese no período mencionado do desenvolvimento embrionário do porco. É também necessário mencionar que revelámos uma pequena quantidade de células eritróides primitivas mesmo após a redução do saco vitelino nos 35-55*th *dias de desenvolvimento embrionário. De acordo com a conceção contemporânea da eritropoiese embrionária em mamíferos (Sequera Lopez M.L. et al, 2003), a formação de células hemopoiéticas primitivas é possível em todos os tecidos. O facto é que a hemopoiese durante o desenvolvimento embrionário ocorre primeiro no saco vitelino e depois na região aorto-gonado-mesonéfrica, no fígado do feto, no baço e, por fim, na medula óssea. Provavelmente, isso explica a persistência duradoura de um menor número de células eritróides primitivas no sangue dos fetos de porco (nos 45-55*th *dias de desenvolvimento embrionário).*

PART 3.

ONTOGÉNESE DAS ILHAS ERITROBLÁSTICAS DO PORCO

Introdução. A ilha eritroblástica (EI) é uma unidade histológica distinta que consiste num macrófago central rodeado por células eritróides. Estas estruturas estão presentes no fígado fetal e na medula óssea do adulto, e têm um papel fundamental na proliferação e diferenciação das células eritróides (Mao X. et al, 2013).

A hemopoiese no desenvolvimento embrionário dos mamíferos inicia-se no saco vitelino e depois é transferida para o fígado. A hemopoiese no fígado ocorre de forma extra-vascular, mas ao longo da direção principal dos vasos. As células hematopoiéticas estaminais diferenciam-se em blastos e, posteriormente, em eritrócitos secundários. O desenvolvimento de ilhas eritroblásticas com um macrófago central está a ocorrer no fígado. Nos porcos, a hemopoiese é transferida para o fígado a partir do 20º dia de desenvolvimento do embrião, após o que o fígado se torna o principal local de hemopoiese e permanece ativo até às primeiras semanas após o nascimento, mas com uma atenuação gradual da atividade. Mas já nos estágios iniciais do desenvolvimento embrionário nos vasos dos mamíferos são observadas células contendo núcleo de tamanho muito menor em comparação com as células hematopoiéticas primitivas. Nesse período, formam-se os eritrócitos não nucleares, que são de tamanho inferior ao das células que surgem nas ilhas hematopoiéticas do saco vitelino. Isso atesta a disponibilidade de diferentes tipos de eritropoiese no período mencionado do desenvolvimento do embrião de porco (Isern J. et al, 2011; Tatoyan M. et al, 2015). Como é sabido, a perda de núcleos é um comportamento único durante o tipo definitivo de maturação eritroide em mamíferos (Dessypris E.N., 1993), e os núcleos extrudidos são imediatamente absorvidos por macrófagos de EI. Estas células eritróides pertencem à nova geração de células (células hepáticas propriamente ditas) e são capazes de maturar na estrutura das ilhas eritroblásticas.

De acordo com a conceção contemporânea, os macrófagos têm uma importância crucial na regulação da atividade funcional das células hematopoiéticas e, nomeadamente, é através destes macrófagos de EI que se forma o microambiente específico que propicia a proliferação e diferenciação das células eritróides.

A hemopoiese do embrião de porco continua a ser menos estudada atualmente (Pearson P.L. et al, 1998; Vallet J.L. et al, 2003), mas os EI não são de todo investigados.

Resultados. A partir aproximadamente do 20º dia de desenvolvimento do embrião de porco, a hemopoiese é transferida para o fígado, que se torna gradualmente o principal local ativo da hemopoiese, embora depois o seu papel principal na eritropoiese seja atenuado até ao momento do nascimento. Deve notar-se também que, na fase inicial da hemopoiese hepática, se verifica a formação de células hematopoiéticas primitivas, análogas às do saco vitelino (Isern J. et al, 2011), mas as ilhas eritroblásticas não estão disponíveis. As células hematopoiéticas primitivas formam muito rapidamente os loci de hemopoiese, como as ilhas de sangue do saco vitelino (ver Fig. 2.). De qualquer forma, mesmo nas fases iniciais da hemopoiese (25 dias de desenvolvimento do embrião) observa-se a formação de células de tamanho inferior ao das células hematopoiéticas primitivas (ver na Fig.1.). Isto indica o início da hemopoiese normoblástica.

Os eritrócitos maduros não nucleados (de tamanho inferior ao dos primitivos) revelam-se nos vasos do embrião já aos 25 dias de idade, mas em número significativo surgem na circulação muito mais tarde. Do ponto de vista da eritropoiese do porco, o embrião de 25 dias é de grande interesse. Juntamente com a eritropoiese primitiva que tem lugar no fígado do porco a partir do 25º dia de desenvolvimento, são também reveladas as células de menor tamanho, as formas maduras das células hematopoiéticas.

Assim, nesta fase do desenvolvimento do embrião, dois sistemas diferentes de células eritropoiéticas (as primitivas e as eritroblásticas) circulam no seu sistema vascular. Cada um destes sistemas de células é representado por vários tipos de células (Tatoyan M. et al, 2015).

Neste período, as células morfologicamente diferentes das hematopoiéticas são originadas no fígado. São células enormes de forma irregular, com uma grande quantidade de citoplasma e uma ligeira capacidade de coloração pelo Giemsa.

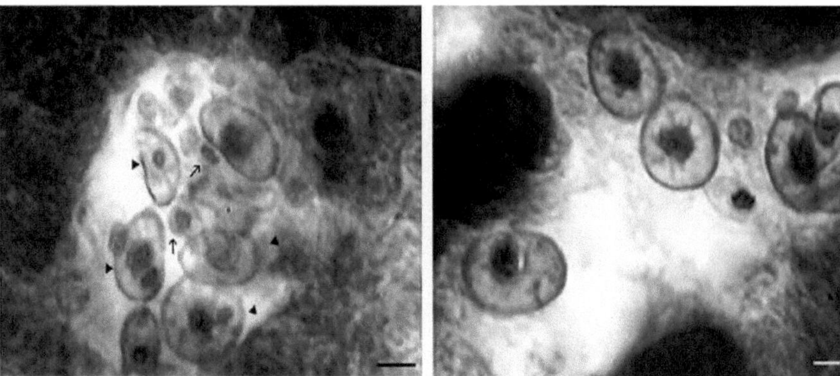

Figura 1. Secção longitudinal do fígado com 25 dias de idade. Presença de dois tipos de eritropoiese. Coloração: com tricrómio de Mallory. A barra de escala é de 10 µm.

Células hematopoiéticas primitivas - eritropoiese megaloblástica (coloração vermelha, mostrada por triângulos pretos) embrião suíno de 25 dias. Eritropoiese normoblástica (os eritroblastos são mostrados por setas pretas).

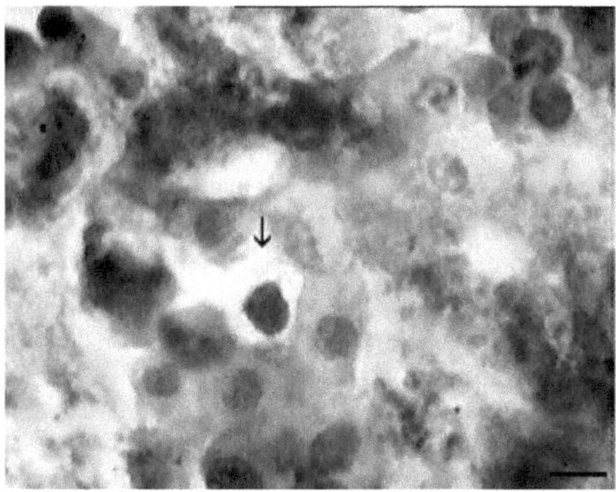

Figura 2. Secção longitudinal do fígado de 25 dias. Coloração: Giemsa. A célula semelhante a um macrófago (é mostrada por uma seta) nas células hematopoiéticas circundantes. A barra de escala é de 10 µm.

Os núcleos destas células, comparativamente aos das células hemopoiéticas, são corados de forma mais intensa. Na análise da distribuição dos núcleos de acordo com as classes de ploidez, todas as células de um determinado período de desenvolvimento eram diplóides.

A partir do 45º dia de desenvolvimento do embrião, é revelado um número significativo de ilhas eritroblásticas no fígado com um macrófago central (ver Fig. 3 A, B).

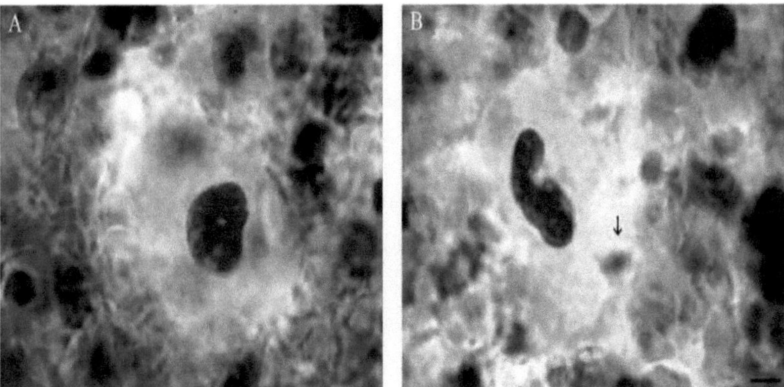

Figura 3. Secção longitudinal do fígado de um feto de porco com 55 dias. Coloração: por hematoxilina-eosina, e adicionalmente com sudan III. A barra de escala é de 10 μm.

Numa ilha eritroblástica, é visível o núcleo fagocitado de um eritroblasto (representado por uma seta).

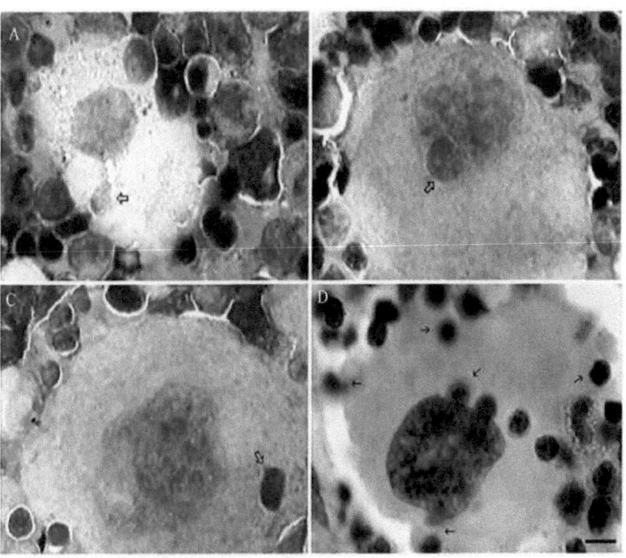

Figura 4. EI da medula óssea de leitões com 3 meses de idade. A. B. C.

EIs nos aspirados de medula óssea. Coloração por Giemsa. A barra de escala é de 10 μm.

Núcleos extrudidos (setas transparentes); D. Ilhas eritroblásticas numa secção da medula óssea.

Coloração com hematoxilina-eosina. Eritroblastos (setas pretas);

Núcleos fagocitados (setas transparentes).

Uma extrusão do núcleo do eritroblasto com a sua posterior fagocitose pelo macrófago central da ilha, o que é altamente típico para as ilhas eritroblásticas, também foi demonstrado por nós. Assim, dois tipos de eritropoiese - a primitiva e a definitiva - são gradualmente intercambiados no fígado durante o processo de formação da hemopoiese do embrião de porco.

Os macrófagos das ilhas eritroblásticas hepáticas mostraram uma fagocitose ativa e o citoplasma é ocupado por núcleos fagocitados extrudidos dos eritroblastos da eritropoiese definitiva.

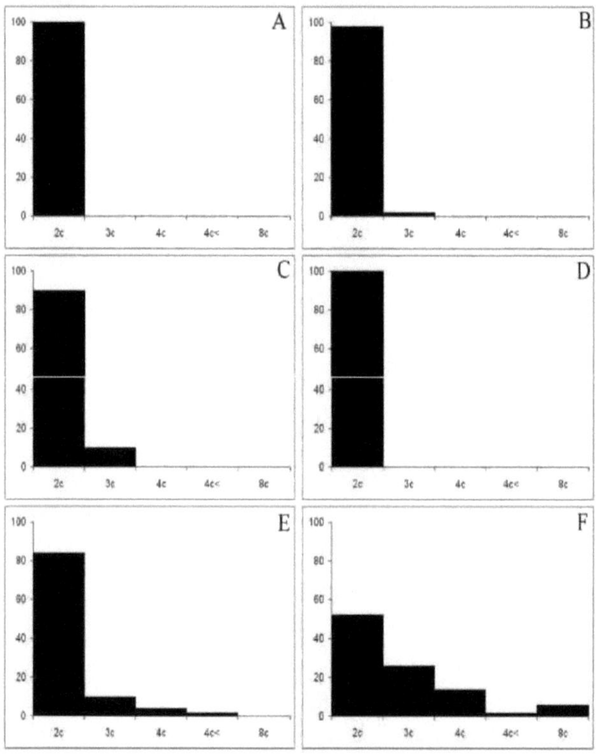

Figura 5. Distribuição dos núcleos dos macrófagos centrais das ilhas eritroblásticas (EI) por ploidia. *A. Macrófagos EI do fígado com 45 dias; B. Macrófagos EI do fígado com 55 dias; C. Macrófagos EI do fígado com 65 dias; D. Macrófagos EI do fígado com 75 dias; E. Macrófagos das ilhas eritroblásticas da medula óssea (BM) de recém-nascidos; F. Macrófagos das ilhas eritroblásticas da BM de leitões com 3 meses de idade.*

Eixo X - é a ploidia das células. Eixo Y - é a percentagem da distribuição das células.

Como se pode ver na Fig. 5, a população principal dos macrófagos EI hepáticos é diploide e apenas uma parte insignificante (no 55º dia de desenvolvimento do feto) é heteroplóide. Aos 75 dias de desenvolvimento embrionário, os macrófagos hepáticos EI tornam-se novamente diplóides. Nos macrófagos das EI da medula óssea, é caraterística a presença de células diplóides e heteroplóides, bem como de células tetra e hipertetraplóides. O teor de ADN nos núcleos dos macrófagos centrais dos EI da medula óssea aumenta com o aumento da idade. Se nos leitões recém-nascidos mais de 80% dos macrófagos da medula óssea são diplóides, nos leitões de 3 meses os macrófagos diplóides constituem cerca de 50% do número total de macrófagos da medula óssea.

Quadro 1

Citometria e índices funcionais das ilhas eritroblásticas porcinas (EI) no fígado e na medula óssea.

Localização	Área de macrófagos (μm)^2	Proteína de macrófago (cu)	Número de células eritróides nucleadas no EI
Fígado EI	702.2±69.7	188.1±53	4.4±1.1
EI da medula óssea, 3 meses	1613.5±352*	271.4±68	9.0±1.9*

significativo em comparação com as ilhas eritroblásticas hepáticas ($p<0,05$)

Como se pode ver na tabela 1, a área quadrada das ilhas eritroblásticas maduras (EI) na medula óssea predomina sobre a das EI hepáticas mais de duas vezes. Neste caso, em redor do macrófago central das ilhas eritroblásticas da medula óssea existem duas vezes mais células eritróides nucleadas do que nas hepáticas. O conteúdo de proteínas nas ilhas eritroblásticas investigadas não apresentou diferenças significativas.

Discussão Na fase inicial do desenvolvimento do embrião (o embrião de 15 dias) no fígado estão presentes alguns loci discretos de hemopoiese. Esta hemopoiese é mesoblástica e idêntica à hemopoiese do saco vitelino. Neste período de desenvolvimento, a eritropoiese está a ocorrer nas ilhas hemáticas sem a participação de macrófagos (Ferkowicz M.J & Yoder M., 2005). Por volta do 25º dia de desenvolvimento do embrião de porco, formam-se nos seus vasos dois tipos diferentes de células - megaloblastos (origem no saco vitelino) e normoblastos (origem no fígado).

O aparecimento de eritrócitos embrionários não nucleados na literatura actualizada está frequentemente relacionado com o início da formação e funcionamento da EI hepática. Nomeadamente, neles ocorre a extrusão do núcleo do eritroblasto (Sonoda Y. et al, 1998).

Aqui está a surgir um dos problemas importantes do desenvolvimento embrionário da eritropoiese, nomeadamente a determinação do período de origem da EI. Este problema está relacionado com as particularidades da eritropoiese nos mamíferos. Os eritrócitos dos mamíferos são não-nucleados e sofrem uma maturação definitiva através da privação do núcleo (enucleação). Nos mamíferos maduros, este processo está imediatamente ligado ao aparecimento de EI com o macrófago central. Nas fases iniciais da eritropoiese, proporcionadas pelas células de origem do saco vitelino, a esmagadora maioria das células eritróides possui núcleos (Palis J. et al, 2010). De qualquer forma, uma parte das células eritróides primitivas já é capaz de sofrer enucleação e produzir megalócitos não nucleados (Bethlenfalvay N.C. & Block M., 1970; Steiner R. & Vogel H., 1973). No entanto, em mamíferos (na verdade, nas espécies investigadas) a formação de EI é encontrada num período bastante tardio da gestação. Por exemplo, nos ratos, a formação da EI corresponde aproximadamente à parte média do período de gestação (Sasaki K. & Sonoda Y., 2000). O estudo da eritropoiese embrionária em suínos revelou a presença de eritrócitos primitivos não nucleados nas fases iniciais da embriogénese - nos 15º e 25º dias de desenvolvimento (Tatoyan M. et al., 2015). Os nossos dados apontam para o facto de que o EI com o macrófago central não está disponível no embrião de porco de 15 dias. Inicialmente, as formações morfologicamente semelhantes (sem um núcleo fagocitado) estão a surgir apenas no embrião de porco de 25 dias e a formação completa de EI hepática com o macrófago central e os núcleos fagocitados de eritroblastos refere-se aproximadamente ao 55º dia do desenvolvimento embrionário de porco.

Várias linhas de evidência sugerem que os macrófagos não são essenciais para a enucleação de eritroblastos definitivos in vivo (Spike B.T. et al, 2007). Em contraste com McGrath K.E. et al (2008), Isern J. & Mendez-Ferrer S., (2011) não encontraram um aumento da enucleação das células eritróides primitivas durante a cocultura nos macrófagos do fígado fetal. Rhodes K.E. et al (2008) referiram que a proliferação de eritroblastos definitivos é estimulada pela cocultura com macrófagos. Assim, continua por avaliar um possível papel dos macrófagos na proliferação e/ou nas etapas posteriores da maturação das células eritróides primitivas.

Não revelámos quaisquer associações das células eritróides primitivas com os macrófagos hepáticos nos embriões de porco de 25 dias, mas os eritrócitos primitivos não nucleados estavam disponíveis (em quantidade insignificante).

Assim, a questão da enucleação das células eritróides primitivas (a decomposição ou extrusão do núcleo com a ajuda de um macrófago) em suínos é ainda uma questão a ser esclarecida.

Existe uma variação no número de eritroblastos por ilha em diferentes espécies. As secções do fémur do rato revelam cerca de 10 células por ilha (Yokoyama T. et al., 2002), enquanto as ilhas colhidas da medula óssea humana contêm 5-30 eritroblastos por ilha (Lee S.H. et al., 1988).

Na literatura acessível para nós não existem dados referentes ao conteúdo de eritroblastos no EI de suínos. Os nossos dados indicam a presença de geralmente 7-11 eritroblastos por EI na medula óssea dos leitões com 3-4 meses de idade.

Como se depreende do Gráfico 4, a síntese de DNA é caraterística da parte definitiva dos macrófagos do IE hepático, o que resulta no aumento do conteúdo de DNA no núcleo. Estes processos são expressos especificamente nos 55-56 dias de gestação. Após o nascimento dos porcos, as populações tetra, hipertetra e até octaplóides dos macrófagos das ilhas eritroblásticas na medula óssea dos porcos estão a tornar-se aparentes.

Tendo em conta os dados obtidos sobre o envolvimento do tecido hepático na eritropoiese (Fig. 5), podemos sugerir que o aumento do conteúdo de ADN nos núcleos dos macrófagos EI hepáticos está relacionado com o aumento da participação do fígado no processo de eritropoiese geral e que a diminuição do conteúdo de ADN nos mesmos está correlacionada com a tendência para a extinção da eritropoiese hepática. O aparecimento de macrófagos poliplóides nas ilhas eritroblásticas da medula óssea é predeterminado pelo nível de atividade funcional da EI. Provavelmente, o aumento do conteúdo de ADN nos núcleos dos macrófagos resulta no aumento da atividade funcional de toda a EI. Os dados sobre os macrófagos dos gânglios linfáticos e do baço (Karalova E.M. et al, 1990), bem como os processos semelhantes que ocorrem nos megacariócitos e numa série de outras células, são testemunhos da afirmação acima referida (Anatskaya O.V. & Vinogradov A.E., 2010; Raslova H. et al, 2003).

Assim, o fenómeno de poliploidização dos núcleos centrais dos macrófagos nas ilhas eritroblásticas da medula óssea do porco está muito provavelmente relacionado com a carga funcional, representada pelo aumento da produção de eritrócitos.

PART 4.

ASSOCIAÇÃO DOS FACTORES ESTIMULANTES DAS COLÓNIAS MATERNAS COM A ERITROPOIESE NORMOBLÁSTICA DOS EMBRIÕES DE SUÍNOS

Introdução. Os macrófagos são de importância crucial na regulação da atividade funcional das células hemopoiéticas. É bem conhecido o papel preponderante dos macrófagos na formação dos ilhéus eritroblásticos (EI), que proporcionam a proliferação e diferenciação das células eritróides. O processo de formação das EI no período embrionário coincide com o início da fase hepática da eritropoiese. Os factores de manutenção da hemopoiese são designados por factores estimuladores de colónias (CSF).

A produção de células da linha monócito-macrófago está sob o controlo de todo um grupo de factores de crescimento: A Il-3 e os factores estimulantes das colónias (GM-CSF, M-CSF) estimulam a atividade mitótica dos precursores dos monócitos. O fator estimulador de colónias de granulócitos e macrófagos (GM-CSF) e o fator estimulador de colónias de macrófagos (M-CSF-1) têm uma importância fundamental na proliferação e diferenciação dos macrófagos. O Il-3 é um fator estimulador de policolónias: estimula todas as explosões hemopoiéticas da hemopoiese, e o GM-CSF estimula a produção de granulócitos e macrófagos, bem como ativa a função dos macrófagos. Um fator de crescimento específico para os macrófagos mononucleares é o M-CSF, que é produzido pelas células estromais da medula óssea, monócitos, macrófagos tecidulares, células T-helpers, fibroblastos, células epiteliais do endométrio e outras (Smith B.R., 1990).

O GM-CSF é uma proteína única da família das citocinas que participa na homeostasia hemopoiética. Estimula a diferenciação das células da linha mieloide. Influencia a função dos macrófagos e dos neutrófilos, bem como os processos de fagocitose, migração e metabolismo (Bugress A.W. & Metcalf D., 1980; Hubel K. et al, 2002).

Na gravidez, o GM-CSF é expresso nas células do trato sexual. Reforça a proliferação das células, ativa o desenvolvimento do embrião, a formação do blastocisto e a implantação do embrião. Assim, o objetivo da presente investigação é investigar a influência dos níveis de GM-CSF, M-CSF e eritropoietina das porcas na eritropoiese normoblástica em embriões de suínos.

Resultados. A determinação dos níveis séricos de CSF no sangue das porcas durante todo o período de gestação é apresentada na Fig. 1.

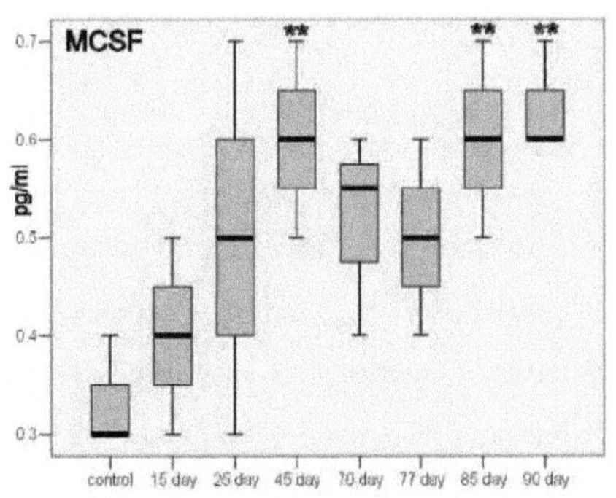
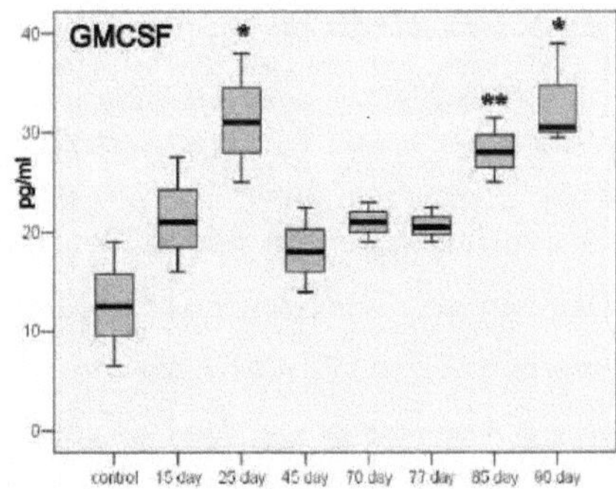

Figura 1. Níveis de CSF no sangue das porcas prenhes.

No eixo das abcissas - dias de gestação;

No eixo das ordenadas - o conteúdo sérico do GM-CSF e do M-CSF (pg/ml)

**autêntico em comparação com o controlo (p<0,05-p<0,01)*

***tendência (p<0,01)*

Como se pode ver na figura, os níveis de GM-CSF aumentaram de forma autêntica no 25º e no 90º dias de gestação. No 85º dia, registou-se uma tendência significativa para o aumento. O nível de M-CSF não é alterado de forma autêntica nos soros das porcas, mas revelámos uma tendência para o aumento do M-CSF nos 45º, 85º e 90º dias de gestação.

Ao contrário do LCR, o nível de eritropoietinas no sangue das porcas permaneceu praticamente inalterado até ao final da gestação, tendo sido detectado um aumento apenas no 90º dia. A Fig. 2 apresenta alguns dados relativos aos níveis de eritropoietina no sangue, que atestam o aumento autêntico das eritropoietinas apenas no 90º dia de gestação.

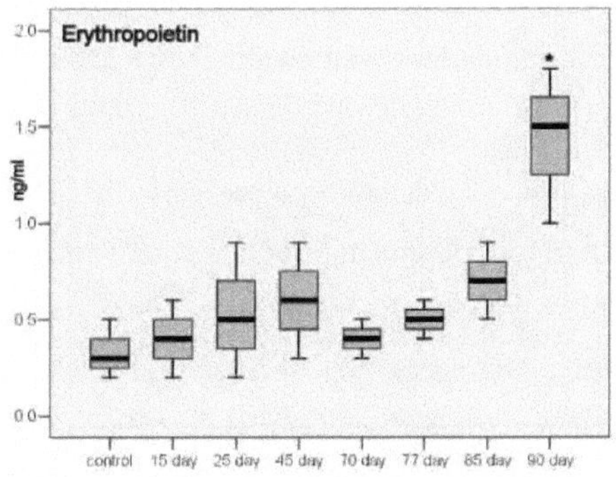

Figura 2. Níveis de Epo no sangue das porcas prenhes.

Na Fig. 3. as periodizações da eritropoiese embrionária são representadas esquematicamente. Esta foi apresentada em pormenor na parte anterior. A partir do esquema, torna-se óbvio que o aumento dos níveis de GM-CSF é seguido pela transferência da eritropoiese do saco vitelino para a eritropoiese no fígado e coincide com a transferência da eritropoiese para a medula óssea.

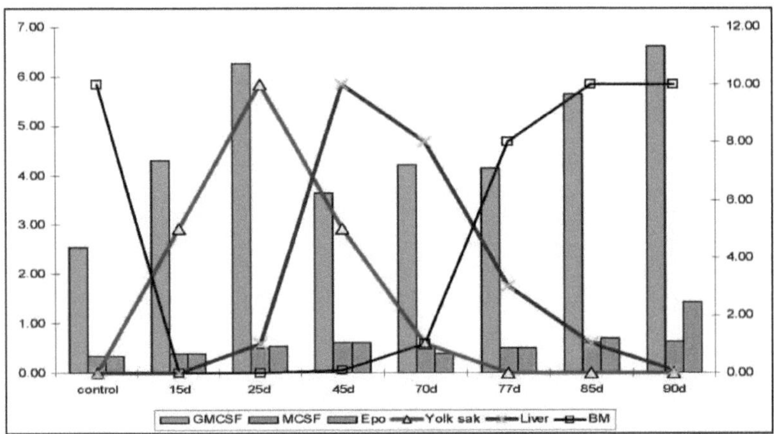

Figura 3. Comparação da periodização da eritropoiese embrionária das porcas com os níveis de CSF e Epo nas porcas prenhes (histograma). Os esboços lineares da eritropoiese no saco vitelino, no fígado e na medula óssea (unidades convencionais).

As alterações dos níveis de M-CSF tiveram uma dinâmica semelhante, mas foram de menor expressão. O aumento da eritropoietina materna ocorreu na fase final da gravidez e não teve qualquer relação com o LCR macrofágico.

Discussão. Embora o papel dos macrófagos no processo de eritropoiese seja difícil de sobrestimar, os macrófagos embrionários dos mamíferos continuam a ser comparativamente menos investigados, e o desenvolvimento embrionário dos macrófagos do porco praticamente não é investigado. Neste contexto, as condições e os mecanismos predeterminantes da diferenciação dos macrófagos embrionários dos mamíferos não são muito claros. Os principais factores que contribuem para a diferenciação dos macrófagos são o GM-CSF e o M-CSF, que, sendo produzidos no organismo da mãe, desempenham um papel importante

28

nos processos de implantação, placentação e desenvolvimento de embriões em alguns mamíferos, incluindo os humanos (Rahmati M. et al, 2015). De qualquer forma, a influência do GM-CSF e do M-CSF maternos na maturação e diferenciação dos macrófagos do EI hepático e, em seguida, na sua transferência para a eritropoiese normoblástica nos embriões de suínos ainda não foi estudada.

Anteriormente, foi demonstrado que, aproximadamente aos 20-25 dias da embriogénese do porco, nos vasos do embrião, são observados dois tipos de células: os megaloblastos, provenientes do saco vitelino, e os normoblastos, provenientes do fígado (Tatoyan M. et al, 2016). Na literatura moderna, o aparecimento de eritrócitos embrionários não nucleados está frequentemente associado à formação e ao início do funcionamento da EI hepática e, por conseguinte, à formação da EI macrofágica. Nomeadamente, ocorre aí uma extrusão do núcleo dos eritroblastos (Sonada Y. et al, 1998). No entanto, nas fases iniciais (15º dia de desenvolvimento do embrião), o aparecimento de eritrócitos primitivos não nucleados não parece estar relacionado com a extrusão dos seus núcleos pelos macrófagos (Tatoyan M. et al, 2016), pelo que esta questão permanece em aberto.

Assim, a contribuição dos macrófagos para a formação de eritrócitos não nucleados torna-se compreensível logo após o 25º dia de desenvolvimento do embrião de porco, quando surge o primeiro pico de aumento do nível de GM-CSF e do M-CSF em menor grau, cujo aumento de níveis continua a não ser autêntico apenas devido às suas distorções tangíveis.

De acordo com Gregor H. et al (1999), o GM-CSF é capaz de penetrar através da barreira placentária em humanos. A penetração do GM-CSF materno ocorreu em pequenas quantidades (cerca de 2,5% do fator penetrou na placenta a partir do nível inicial do GM-CSF na circulação materna). Assim, demonstrámos a possibilidade do envolvimento do LCR de macrófagos maternos no processo de eritropoiese embrionária em suínos, particularmente do GM-CSF.

O envolvimento do CSF dos macrófagos, em particular do GM-CSF, nos processos de eritropoiese embrionária em ratinhos maduros foi demonstrado anteriormente (Jegalian A.G. et al, 2002), e os trabalhos de investigação anteriores revelaram uma ação estimulante do GM-CSF xenogénico não só na mielopoiese, mas também na eritropoiese em ratinhos (Nishijima I. et al, 1997). Neste contexto, vários autores observaram que o GM-CSF, em condições in vitro e in vivo, teve um efeito inibitório na diferenciação das células eritróides (Hermine O.

et al, 1996; Udupa K.B. & Sharma B.G., 1996). Assim, podemos concluir que a ação estimuladora do GM-CSF não está relacionada com a diferenciação das células eritróides, mas sim com os processos de ativação e diferenciação dos macrófagos, bem como com os macrófagos centrais EI. Em benefício da nossa sugestão, os dados atestam também que o GM-CSF é um potente estimulador da unidade eritroide formadora de explosões em condições in vitro (Aglietta M. et al, 1993). O efeito estimulador do GM-CSF sobre a eritropoiese nos doentes que sofrem de patologia da medula óssea foi também demonstrado (Vadhan-Raj S.et al, 1988).

PART 5.

ERITROPOIESE MESENQUIMAL NA ONTOGÉNESE DO PORCO

Introdução É sabido que, durante um certo período após a fertilização, surge a hemopoiese embrionária e que a fonte de formação das células hemopoiéticas é representada pelo mesênquima embrionário. Na primeira fase da embriogénese, observa-se apenas uma directividade unilateral da diferenciação das células estaminais para a eritropoiese (Zambidis E.T. et al., 2005; Tada T. et al., 2006; Isern J. et al., 2008). Durante muito tempo, considerou-se que a formação dos eritroblastos primários ocorria no interior dos vasos do saco vitelino, cuja parede é comprovadamente o órgão hemopoiético primário em todos os animais com saco vitelino (Ghatpane S. et al., 2002), contendo as células estaminais polipotentes, que dão origem a todos os propágulos da hemopoiese (Sheng G., 2010). Mais tarde, foi demonstrado (Emura I. et al., 1983) que as células sanguíneas primárias estão a ser formadas nos locais de acumulação em pequena escala das células mesodérmicas. Estas células têm um papel importante no processo de hemopoiese embrionária precoce, encontrando-se por todo o lado em diferentes órgãos e cavidades do corpo, especialmente na região do mesênquima pericárdico anterior. Surgem no início do processo de gastrulação, que ocorre muito antes do desenvolvimento morfologicamente determinado dos ilhéus sanguíneos. A sua quantidade não é grande, e a proliferação alargada das células sanguíneas, ao contrário dos ilhéus hemopoiéticos do saco vitelino, não é encontrada no mesênquima da cavidade corporal. Isto está relacionado com a presunção de que, inicialmente, o mesoderma extra-embrionário representado pelos hemangioblastos organiza as linhas eritróides primitivas muito pouco tempo depois de sair da faixa embrionária primária (Fercowicz M.J.et al., 2003; Huber T.L. et al., 2004). É o primeiro, chamado período angioblástico da hemopoiese (Jaffredo T. et al., 2005). Estas células são aceites para serem designadas por hemocitoblastos. Diferenciam-se pelos seus grandes tamanhos e, no caso dos mamíferos, possuem também núcleos (Godin I. & Cumano A., 2005).

Tendo em conta o facto de os dados referentes a esta fase de desenvolvimento da eritropoiese primitiva dos suínos não se encontrarem disponíveis na literatura acessível, o objetivo do nosso trabalho de investigação passou a ser a investigação da eritropoiese extra-geminal primária nos suínos.

Resultados e Discussão. A investigação realizada demonstrou que, no embrião de porco de

15 dias, com um comprimento de 3,0 a 6,0 mm e um peso de 2,5 a 5,5 mg, e naqueles que já têm em média 6 pares de somitos, foi observado o início da diferenciação do mesoderma nos mesodermas intra e extra-embrionários. Este último participa então no processo de defesa e formação de membranas tróficas; enquanto que o mesoderma intra-embrionário dá origem à faixa primária que resulta na geração dos primórdios (anlages) do cérebro e dos olhos no seu terminal caudal.

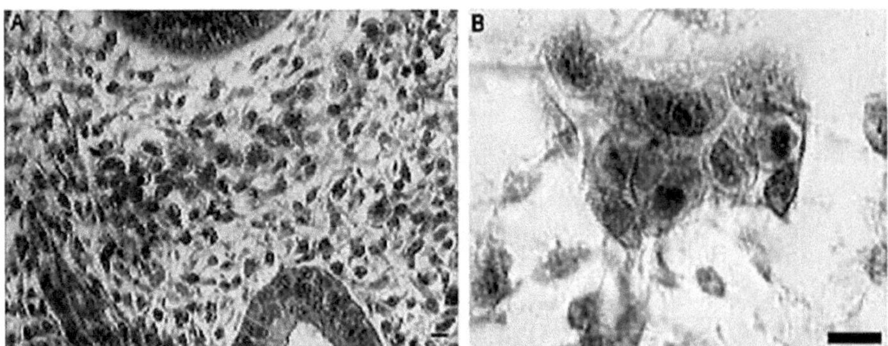

Figura 1. A eritropoiese primitiva primária na região pericárdica do embrião suíno de 15 dias. Coloração por hematoxilina-eosina de acordo com Karachi (A) e por azan de acordo com Heidenhain (B). A escala é de 10 µm.

O chamado coração primário, sendo um órgão não pareado em formas adultas, nesse momento do desenvolvimento é representado pela formação tubular pareada. Na região pericárdica do mesênquima, as disseminações de células eritróides tornam-se aparentes (Fig.1).

Estes loci de eritropoiese distinguem-se bem nos embriões de suínos de 15 e 25 dias, mas desaparecem praticamente por completo nos embriões de suínos de 35 dias (nos   , observa-se um único e por vezes único loci na região AGM (Fig. 2).

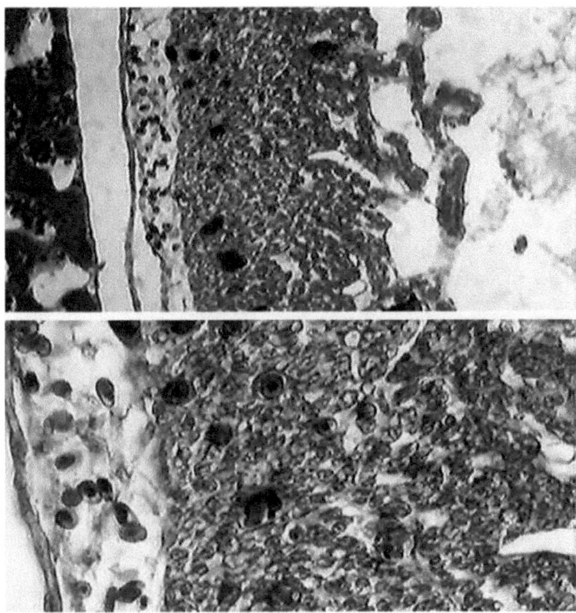

Figura 2. Aspeto geral de múltiplos loci da eritropoiese primitiva primária na região pericárdica do embrião de porco de 25 dias. A coloração é feita com azan de acordo com Mallory. Ampliação utilizada -A-100x; B-250x.

Ao mesmo tempo (no embrião de 15-25 dias), na fase da faixa embrionária primária, para além do corpo do embrião, surgem as acumulações de células mesodérmicas extra-embrionárias com a consequente formação dos chamados ilhéus sanguíneos (Fig. 3).

Na Fig. 1 está representado o ilhéu sanguíneo mesodérmico do embrião de porco de 15 dias. Na sua estrutura distinguem-se bem as células eritróides do sangue, que se aceitam designar por hemangioblastos. Quase todas elas contêm núcleos e encontram-se em diferentes estádios de diferenciação. Entre elas estão disponíveis tanto as formas pouco diferenciadas como as mais avançadas em diferenciação, bem como as formas nucleadas de eritrócitos primitivos. O seu conteúdo populacional é representado da seguinte forma (Tab. 1): no 15º dia de desenvolvimento do embrião, uma esmagadora maioria (aproximadamente 63%) é constituída por hemangioblastos e a parte restante (aproximadamente 37%) é representada pelos eritrócitos primários.

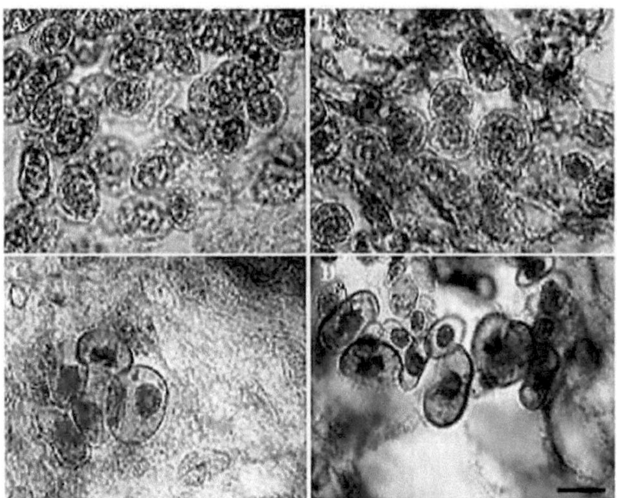

Figura 3. As células da eritropoiese primitiva primária na região pericárdica do embrião de porco de 25 dias.

A, B - coloração com hematoxilina-eosina de acordo com Karachi, C, D - coloração com azan.

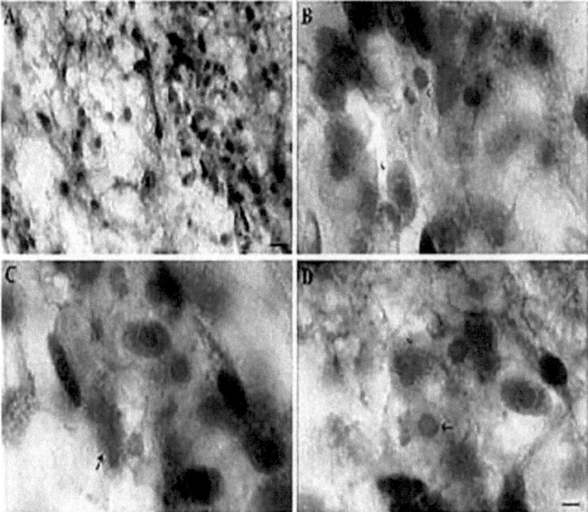

Figura 4. Os últimos loci da eritropoiese primitiva primária na região pericárdica do embrião de porco de 35 dias. A coloração é feita por azan de acordo com Mallory.

A escala utilizada - A - 40 μm; B, C, D - 10 μm.

Já no 25° e no 35° dias, o número de hemangioblastos está a diminuir gradualmente e a sua porção não atinge 50% da população no 35° dia de desenvolvimento do embrião. Neste caso, o número de megaloblastos diminui mais de duas vezes e o número de pequenos eritroblastos aumenta muitas vezes. Ao mesmo tempo, a quantidade de eritrócitos aumenta gradualmente e, no 35º dia, constitui aproximadamente 50% do número total de células eritróides nos ilhéus mesenquimais. Neste ponto, é importante notar que, ao longo do aumento da idade do embrião, se observa a mesma tendência de aumento do número de eritrócitos pequenos, o que está provavelmente relacionado com a atenuação do período angioblástico da hemopoiese ao longo do processo de desenvolvimento do embrião.

Table 1.

Alterações no conteúdo populacional e na área quadrada do núcleo, citoplasma e células dos eritroblastos e eritrócitos dos 15º, 25º e 35º dias dos embriões de suínos.

Tipo de células	%	Área quadrada em μm^2		
		célula	núcleo	citoplasma
15 dias				
Explosão				
pequeno	5.0	54.6±0.9	18.0±1.6	36.6±1.2
grande	58.0	83.3±1.7	22.9±0.5	60.4±1.5
total	63.0	80.8±1.7	22.9±0.4	58.3±1.5
Eritrócito				
pequeno	9.0	54.1±1.2	15.2±0.7	38.9±0.8
grande	28.0	86.1±2.3	23.2±0.6	62.9±2.1
total	37.0	82.6±2.3	22.4±0.6	60.2±2.0
25 dias				
Explosão				
pequeno	32.0	36.5±2.0	12.3±0.6	24.2±1.8
grande	26.0	59.8±1.4	16.8±0.9	43.1±1.5
total	58.0	48.4±2.2	14.6±0.7	32.8±1.9
Eritrócitos				
pequeno	32.0	35.8±1.7	11.3±0.6	24.5±1.5
grande	10.0	60.9±2.5	17.8±1.9	41.1±4.1
total	42.0	41.8±2.2	13.3±0.9	28.5±1.8
35 dias				
Explosão				
pequeno	22.0	36.1±2.0	10.9±0.5	25.2±2.0
grande	26.0	62.1±7.5	14.3±0.6	47.8±7.3
total	48.0	49.1±4.6	12.6±0.6	36.5±4.0
Eritrócitos				
pequeno	36.0	30.0±4.6	8.2±0.8	21.8±3.8
grande	16.0	61.7±5.3	11.7±0.7	50.0±5.8
total	52.0	45.8±4.6	10.0±0.6	35.9±4.2

A investigação realizada dos índices dimensionais das células eritróides dos embriões de porco nos dias 15, 25 e 35 de desenvolvimento revelou que os valores médios das áreas quadradas dos eritroblastos, bem como as dimensões dos eritroblastos pequenos e grandes nos dias 15 e 25 diferiam autenticamente entre si, enquanto as diferenças entre as suas dimensões nos dias 25 e 35 foram registadas como não autênticas. Obtivemos dados análogos relativamente aos eritrócitos (Tab. 1).

Também é digno de nota que as relações entre o volume nuclear e o volume plasmático em todos os tipos de células eritróides estão a diminuir com a idade. De qualquer modo, neste caso, nos pequenos eritroblastos e eritrócitos, nos 15° e 25° dias de desenvolvimento do embrião, esta relação atinge 0,5, enquanto que nos seus grandes análogos não ultrapassa 0,4. No entanto, no 35° dia, a relação entre o volume nuclear e o volume plasmático diminui, atingindo 0,3.

Table 2.

Teor de hemoglobina nos eritroblastos mesenquimais e nos eritrócitos dos embriões de suínos nos 15°, 25° e 35° dias de gestação (pk/g).

15 dias		
Explosão	%	Hb
pequeno	5.0	34.8±0.9
grande	58.0	53.1±1.2
total	63.0	51.5±1.7
Eritrócito		
pequeno	9.0	34.5±1.2
grande	28.0	54.8±2.3
total	37.0	52.6±2.3
25 dias		
Explosão	%	Hb
pequeno	32.0	23.2±2.0
grande	26.0	30.1±1.4
total	58.0	30.8±2.2
Eritrócito		
pequeno	32.0	22.8±1.7
grande	10.0	38.8±2.5
total	42.0	26.6±2.2
35 dias		

Explosão	%	Hb
pequeno	22.0	23.0±2.0
grande	26.0	39.6±7.5
total	48.0	31.3±4.6
Eritrócito		
pequeno	26.0	19.1±4.6
grande	26.0	39.3±5.3
total	52.0	29.2±4.6

Os dados por nós obtidos relativamente à dinâmica das alterações do conteúdo de hemoglobina nas células eritróides mesenquimatosas nas diferentes fases do desenvolvimento dos embriões de porco (Tabl. 2) revelaram que o teor máximo de hemoglobina foi registado no 15° dia de embriogénese, quando a eritropoiese mesenquimal é a única forma de hemopoiese, enquanto que já nos 25° e 35° dias de gestação o teor de hemoglobina diminuiu autenticamente, provavelmente devido à sua atenuação em ligação com uma minimização dramática da sua importância durante o processo de embriogénese. Com o aumento da idade do embrião, a dinâmica das alterações do teor de hemoglobina nas células do sangue não apresenta uma tendência tão abrupta para a desaceleração.

A investigação efectuada da distribuição dos núcleos das células eritróides mesenquimatosas de acordo com as classes de ploidia (Fig. 5) revelou a presença de células hiperdiplóides e mesmo tetraplóides no 15.º dia de desenvolvimento do embrião e de células hiperdiplóides no 25. Nas fases posteriores da embriogénese, a massa principal de células é representada pela população diploide.

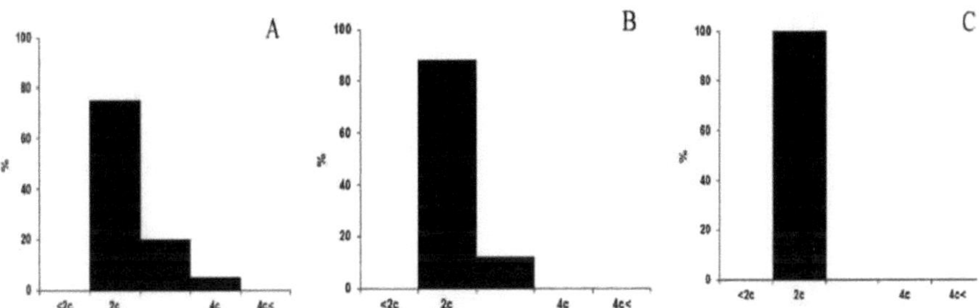

Figura 5. Distribuição dos núcleos das células eritróides mesenquimais de acordo com as classes de ploidez.

A - no 15º dia de desenvolvimento do embrião; B - no 25º dia de desenvolvimento do embrião;

C - o 35º dia de desenvolvimento do embrião

Conclusões. Ao contrário da descrição amplamente aceite do processo de formação dos ilhéus sanguíneos, durante o qual a eritropoiese primitiva surge de forma intravenosa no saco vitelino, os nossos dados obtidos mostraram que nos porcos surge de forma extra-vascular. Consequentemente, pudemos confirmar a hipótese de que, durante o processo de embriogénese dos mamíferos, a formação da zona de localização intra-embrionária das células hemopoiéticas ocorre primeiro (Fercowicz M.J. et al., 2003; Huber T.L. et al., 2004; Baron M. et al., 2013). A zona mencionada inclui o mesênquima paraaortal e a região AGM, o local de anlage da aorta, das gónadas e das renais primárias - na área do mesonefro (Kritzenberger M. & Wrobel K.H., 2010; Lee K.Y. et al., 2011). As células mesenquimais eritróides no embrião de porco surgem aos 13-15 dias de desenvolvimento do embrião e desaparecem completamente aos 35-37 dias. Os dados por nós obtidos relativos à diminuição das relações volume nuclear-plasma até 0,3 no 35º dia de embriogénese estão ligados a uma diminuição da dimensão dos núcleos das células, o que testemunha indiretamente a atenuação da atividade proliferativa nas células eritróides de uma dada região da hemopoese. Estes dados obtidos estão em alta correlação com os resultados da investigação do conteúdo de ADN nos núcleos da população eritroide dos ilhéus mesenquimais, que por sua vez testemunham o facto de que toda a população de células eritróides é diploide aos 35 dias de embriogénese. O facto mencionado, muito provavelmente, pode ser explicado pelo desaparecimento quase completo deste local da hemopoiese embrionária no 35º dia de embriogénese.

PART 6.

CARACTERÍSTICAS COMPARATIVAS DA ERITROPOIESE PRECOCE DO PORCO E DO RATO

Introdução. É sabido que a eritropoiese nos mamíferos, em termos ontogénicos e morfológicos, está estritamente dividida em dois tipos: a eritropoiese embrionária primitiva e a eritropoiese adulta final, que foram descritas para os embriões dos mamíferos há mais de um século (Jolly J., 1909; Zeidberg L.D.,1929). Durante o desenvolvimento embrionário, a hemopoiese desempenha uma função de produção rápida de um grande número de células eritróides, mantendo o crescimento e a sobrevivência do embrião. Posteriormente, surge a geração de células estaminais hemopoiéticas (HSC), que são preservadas ao longo de toda a vida dos animais adultos. A hemopoiese nos embriões em desenvolvimento dos cordados ocorre em várias fases e em várias localizações diferentes. Durante muito tempo, considerou-se que a primeira fase ocorria no saco vitelino, cuja parede é o primeiro órgão hemopoiético em todos os mamíferos (Yoder M.C. & Hiatt K., 1999; Ghatpane S. et al, 2002), bem como o local de formação dos eritroblastos primários. Aqui foi detectada uma tendência unilateral da diferenciação das células estaminais para a eritropoiese (Kyunghee C., 2002; Zambidis E.T. et al, 2005; Tada T. et al, 2006; Isern J. et al, 2008). A segunda fase ocorreu também no saco vitelino, formando as linhas eritroide, megacariocítica e várias linhas mieloides. Nesta última, estavam contidas as células estaminais polipotentes, dando origem a todos os blastemas de hemopoiese (Sheng G., 2010). A terceira fase surgiu a partir das GSC, obtidas no quadro das artérias principais do saco vitelino do embrião, intensificadas no fígado do embrião e, por fim, na medula óssea. As células eritróides definitivas foram continuamente obtidas a partir das células hemopoiéticas da medula óssea durante toda a vida pós-natal dos animais.

Assim, poder-se-ia considerar que as células eritróides primitivas abastecem a vida do embrião em crescimento intenso, enquanto que os eritrócitos mielóides definitivos têm um significado preponderante na transferência da vida intra-uterina para o nascimento. Nos últimos anos, tornou-se evidente que a ontogénese e os processos de maturação destas linhas eram mais complexos do que se supunha anteriormente. Através de várias investigações realizadas em ratos (Ferkowicz M.J. et al, 2003; Ferkowicz M.J. & Yoder M., 2005; Huber T.L. et al 2004; Baron M. et al, 2012) foi demonstrado que as primeiras células sanguíneas apareciam desde o início da gastrulação, muito antes do desenvolvimento morfologicamente determinado dos ilhéus sanguíneos no saco vitelino e que tinham uma localização intra-embrionária. Sugeriram que inicialmente as células sanguíneas formavam as linhas eritróides primitivas logo após a sua saída da faixa embrionária primária, tendo um papel importante na hemopoiese embrionária precoce. Nos mamíferos, elas se diferenciavam por tamanhos grandes e possuíam núcleos (Godin I. & Cumano A., 2005). Esse é o primeiro período chamado angioblástico da hemopoiese (Jaffredo T. et al 2005; Lu Shi-Jiang et al, 2008).

Fomos levados pela questão de saber se existe uma hemopoiese intra-embrionária nos outros mamíferos, em relação à qual foi feita uma investigação da eritropoiese embrionária em ratos e porcos. Também se referiu a algumas características comuns e diferenciais no desenvolvimento das células eritróides embrionárias e à nossa compreensão de como estas células se desenvolvem e diferenciam ao longo do período de ontogénese dos mamíferos.

Resultados e Discussão. Foi detectada pela primeira vez uma hemopoiese intra-embrionária em suínos. Verificou-se que todo o período de eritropoiese mesenquimal demorou cerca de três semanas: surgiu nos 13-15 dias de gestação e desapareceu aos 35-37th dias. A atividade proliferativa das células hemopoiéticas diminuiu aos 25th dias e praticamente desapareceu aos 35th dias de desenvolvimento do embrião de porco. O conteúdo de hemoglobina em todas as células exploradas não diferiu significativamente das células análogas do saco vitelino. O seu número não era elevado e não se formou um crescimento excessivo significativo de células sanguíneas, tal como os ilhéus hemopoiéticos do saco vitelino, no mesênquima da cavidade corporal do embrião de porco. Na fase 15th da gestação (o 25th dia do desenvolvimento intrauterino do embrião), quando nos porcos a eritropoiese do saco vitelino começou, mas a eritropoiese mesenquimal ainda era a básica, podemos observar (tabela 1) que as principais células eritróides dos ilhéus mesenquimais intra-embrionários de suínos eram os angioblastos, entre os quais 63% eram os blastos e 37% eram as formas nucleadas de eritrócitos. No entanto, embora em menor quantidade, já estavam a aparecer as formas menores, não excedendo totalmente 14% da população de células eritróides (fase 10th da embriogénese).

Table 1

Alterações no conteúdo da população de células eritróides em diferentes fases do desenvolvimento embriogénico do porco (%)

Explosão							
	15 dias	25 dias	35 dias	55 dias	65 dias	75 dias	90 dias
pequeno	5.0±0.6	32.0±2.5	22.0±1.5	10.5±1.0	11.5±2.0	5.1±0.8	0.8±0.003

grande	58.0±6.1	26.0±1.9	16.0±1.5	5.9±0.05	0.6±007.	-	-
total	63.0±3.3	58.0±2.3	38.0±1.5	16.4±1.0	12.1±1.6	5.1±0.8	0.8±0.003
Eritrócitos							
pequeno	9.0±0.5	32.0±1.8	54.0±1.5	76.6±10.1	83.3±8.5	92.1±8.8	95.6±5.5
grande	28.0±3.2	10.0±0.8	8.0±0.9	7.0±0.8	4.6±0.5	2.8±1.1	1.6±0.7
total	37.0±4.1	42.0±1.3	62.0±2.8	83.6±10.1	87.9±7.9	94.9±9.3	99.2±4.6

Muito provavelmente, isso foi o resultado do início da hemopoiese do saco vitelino, que se tornou predominante no dia 25th da embriogénese do porco e praticamente cessou nos 35th dias do desenvolvimento intrauterino, sendo acompanhado por um desaparecimento completo da população eritroide mesenquimal. Mostrámos que, na fase inicial da eritropoiese do saco vitelino, aos 15-25th e aos 35th dias, uma parte dos megaloblastos (de acordo com os nossos dados - cerca de 2,2%) se transformou em eritrócitos primários não nucleados, os megalócitos. Os tamanhos destes eritrócitos, que se estavam a formar no saco vitelino, excediam significativamente os tamanhos dos eritrócitos maduros de origem na medula óssea (tabela 2). Nos vasos do saco vitelino, o número de formas blásticas foi diminuindo gradualmente, constituindo 58% da população de células eritróides, enquanto os eritrócitos constituíam 42% (tabela 1). Gradualmente, o número de formas normais entre os blastos foi aumentando, assim como o número de eritrócitos, o que muito provavelmente esteve relacionado com a extinção do período angioblástico hemopoiético ao longo do processo de desenvolvimento do embrião.

No estudo morfológico das células eritróides embrionárias iniciais do porco, foi revelado que, no embrião de 25 dias do porco, era caraterística a presença simultânea de células eritróides primitivas e hepáticas iniciais no sangue. Nos dias 25th e 35th foi revelada a presença de células sanguíneas não nucleadas em pequena quantidade, que não tinham sido consideradas por nós anteriormente. O estudo efectuado do conteúdo da população de células eritróides ao longo de todo o período de gestação, representado na Tabela 1, revelou uma redução significativa do número de formas blásticas grandes e menores, quase até ao seu desaparecimento completo (0,8% do número total da população de células eritróides) na fase da hemopoiese da medula óssea embrionária (o 90th dia de gestação).

Neste caso, ao longo de toda a duração da eritropoiese embrionária, o número de megalócitos diminuiu significativamente, mais de 17 vezes, passando de 28% para 1,6% (Tabela 1). Esta foi uma evidência da extinção das formas precoces da eritropoiese embrionária, quando os dois terços das células eritróides já estavam maturadas aos 55th dias, constituindo a esmagadora maioria aos 90th dias de gestação (mais de 95% da população de células eritróides na embriogénese dos porcos). Um estudo dos índices dimensionais das células eritróides embrionárias de suínos aos 15th , 25th e 35th dias de desenvolvimento revelou que tanto os valores médios das áreas dos eritroblastos como o tamanho dos eritroblastos maiores e menores aos 15th e aos 25th dias diferiam entre si de forma verosímil, mas estas diferenças entre os seus tamanhos aos 25th e 35th dias não eram autênticas. Também obtivemos dados análogos para os eritrócitos (Tabela 2).

É importante mencionar que a relação nuclear-plasmática em todos os tipos de células eritróides estava a ser reduzida com a idade, mas nos eritroblastos e eritrócitos menores, aos 15th e 25th dias, atingiu 0,5 e nos seus análogos maiores não excedeu 0,4. Finalmente, aos 35th dias, a relação nuclear-plasmática dos eritroblastos e dos eritrócitos desceu até 0,3. Posteriormente, nos 55th , 65th , 76th e 90th dias de desenvolvimento de um embrião de porco, bem como em leitões recém-nascidos, o tamanho dos eritrócitos variou de 44,8±4,0 mkm^2 até 46,2±4,4 mkm^2 , enquanto nos leitões de 3 meses, quando a eritropoiese ocorreu apenas na medula óssea, o tamanho dos eritrócitos diminuiu 25%, atingindo até 35,4±1,6 mkm^2 .

Table 2

Medições dos índices dimensionais das células eritróides em diferentes fases da embriogénese do porco

Dias	15			25			35		
	célula	núcleo	citoplasma	célula	núcleo I citoplasma		célula	núcleo	citoplasma
Explosão									
pequeno	54.6±0.9	18.0±1.6	36.6±1.2	36.5±2.0	12,3±0.6	24.2±1.8	36.1±2.0	10.9±0.5	25.2±2.0
grande	83.3±1.7	22.9±Q.5	6D.4±1.5	59.8±1.4	16,8±0.9	43.1±1.5	62.1±7.5	14.3±0.6	47.8±7.3
total	80.8±1.7	22.9±0.4	58.3±1.5	48.4±2.2	14,6±0.7	32.B±1.9	49.1±4.6	12.6±0.6	36.5±4.0
Eritrócitos									
pequeno	54.1±1.2	15.2±0,7	38.9±0.8	35.8÷1.7	11.3÷0.6	24.5±1.5	30.0±4.6	8.2±0.8	21.8±3.8
grande	86.1÷2.3	23.2±0.6	62.9±2.1	60.9÷2.5	17,8±1.9	41.1÷4.1	61.7±5.3	11.7±0.7	50.0÷5.8
total	82.6±2.3	22.4±0,6	60.2±2.0	41.8±2.2	13,3±0.9	28,5±1.8	45.8±4.6	10.0±0.6	35,9±4.2

Os dados sobre o conteúdo de hemoglobina nas células eritróides durante a embriogénese do porco atestam uma redução significativa do seu conteúdo numa célula distinta com o aumento do período de gestação. Deve notar-se que, embora as células hemopoiéticas primitivas contivessem cerca de duas vezes mais hemoglobina do que os eritrócitos maduros, a sua área quadrada excedia a das células maduras em mais de duas vezes, pelo que o seu volume excedia o volume dos eritrócitos maduros em mais de três vezes (sem considerar o núcleo presente). Os eritrócitos primitivos não nucleados continham hemoglobina também acima de duas vezes mais do que os eritrócitos maduros, tendo um volume aproximadamente duas vezes mais. Consequentemente, o grau de saturação de hemoglobina das células hemopoiéticas primitivas, dos eritrócitos primitivos e dos eritrócitos maduros (pós-natais) era aproximadamente o mesmo.

A determinação do teor de hemoglobina nas principais células eritróides na ontogénese do porco foi realizada por nós e está representada na Figura 1. Como é óbvio na Fig. 1 (A), o teor mais elevado de hemoglobina corresponde às células eritróides primitivas, sintetizadas de forma intra-embrionária no mesênquima do embrião e de forma extra-embrionária no saco vitelino no 15^{oth} dia de gestação. É evidente que esta população é bastante heterogénea, uma vez que existem células com um teor significativamente elevado de hemoglobina.

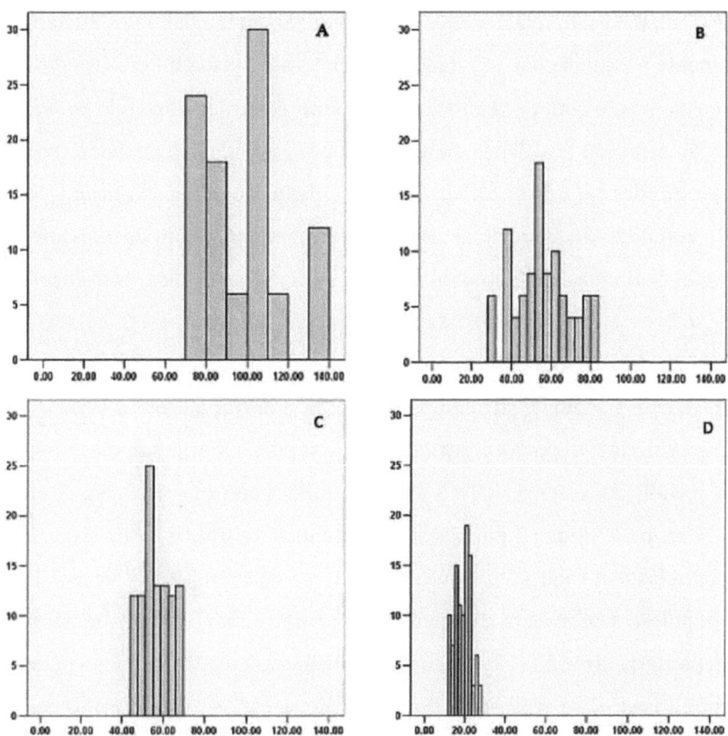

Figura 1. Distribuição das principais células eritróides de um embrião de porco e dos eritrócitos maduros de porco de acordo com o teor de hemoglobina (*pg*). *A. Célula eritroide primitiva; B. Eritrócito embrionário nucleado precocemente; C. Eritrócito embrionário nucleado tardiamente; D. Eritrócitos maduros.*

Nas fases posteriores da ontogénese, esta distribuição heterogénea da hemoglobina desaparece e corresponde à linha de variação normal. É necessário acrescentar que o aumento do conteúdo de hemoglobina não traz ao oxigénio um transporte mais eficaz devido ao menor número de células (em comparação com os termos posteriores). Devido à redução da área de superfície total, a troca de oxigénio nos tecidos também é mais lenta. É por isso que este tipo de eritropoiese só é possível em embriões de pequeno volume.

A investigação da distribuição dos núcleos das células eritróides mesenquimais de acordo com as classes de ploidia revelou a presença de hiperplóides e até de células tetraplóides no 15.o[th] dia e de hiperplóides no 25.o[th] dia de desenvolvimento do embrião.

Nos últimos termos, a maior parte das células era representada pela população diploide. Muito provavelmente, os nossos resultados obtidos, que atestam um declínio das relações nucleares e plasmáticas no dia 35th até 0.3 estão relacionados com a redução do tamanho dos núcleos e testemunham indiretamente a extinção da atividade proliferativa destas células eritróides, o que está altamente correlacionado com os resultados das investigações do conteúdo de ADN nos núcleos da população eritroide dos ilhéus mesenquimatosos no dia 35th , quando toda a população de células eritróides se está a tornar diploide, o que pode ser explicado pelo desaparecimento quase completo do locus de hemopoiese nessa altura. A fim de explorar as características comuns e distintivas do desenvolvimento inicial das células eritróides na embriogénese dos mamíferos e também a nossa compreensão de como estas células se desenvolvem e diferenciam durante todo o processo de ontogénese, realizámos um estudo da eritropoiese inicial em ratos e fizemos a sua comparação com a eritropoiese dos porcos. O estudo análogo sobre a eritropoiese precoce em ratos não revelou uma hemopoiese intra-embrionária. No 12th estádio de gestação (11th dias de embriogénese), verificou-se uma hemopoiese do saco vitelino e toda a população das células eritróides primitivas era representada pelos macroblastos (Tabela 3), o que era diferente da eritropoiese precoce nos suínos, quando a hemopoiese vitelina era caracterizada por um maior número de formas maduras. No entanto, a partir da fase 13th (12th dia) da embriogénese dos ratos no saco vitelino, todas as formas eritroblásticas eram representadas por 66% de células macro-eritróides e apenas 4% de formas micro-eritróides, enquanto o conteúdo das formas normoblásticas aparentes atingia os 30%.

O seu número foi aumentando gradualmente e na fase 13-14th , quando a hemopoiese hepática começa, o número de normócitos atingiu 40%, enquanto o número de megaloblastos diminuiu 22%. Esta tendência manteve-se também no estádio 14th (13th dias de embriogénese), quando o número de formas normoblásticas aumentou até 52%, enquanto o número de megaloblastos diminuiu até 43%. Posteriormente, a hemopoiese embrionária da medula óssea também se juntou à hepática, e já no estádio 17th (15th dias de embriogénese), juntamente com a extinção da hemopoiese hepática, o número de todos os tipos de micrócitos diminuiu até 1,5% de toda a população eritroide e o número de normócitos atingiu 72%, enquanto o número de megaloblastos diminuiu mais de 35% em média. Neste caso, o número de formas eritróides maduras (reticulócitos e eritrócitos normais) aumentou drasticamente, constituindo mais de metade de toda a população de células eritróides.

Table 3

Alterações no conteúdo da população de células eritróides durante a eritropoiese primária em ratos (%)

Especificação	12 fase	13 fase	13-14 fases	17 fase
proeritroblastos	5.6±1.2	4.1±0.6	2.8±0.3	0.9±0.8
macroblastos	94.4±5.6	37.0±2.2	7.2±0.5	3.1±0.3
normoblasto	-	17.8±15	12.7±1.1	17.6±2.1
microexplosão	-	3.4±0.7	3.6±0.02	0.8±0.05
macrócitos	-	26.1±3.1	43.6±4.1	22.9±2.2
normócitos	-	11.6±1.6	26.9±2.2	53.9±4.5
micrócitos	-	-	3.2±1.1	0.8±0.03

De acordo com os nossos dados, embora a microcitose tenha ocorrido durante a eritrocitose embrionária dos ratos, não teve um papel significativo na eritropoiese embrionária dos ratos, enquanto a macrocitose foi crucialmente importante na eritropoiese primária dos ratos. As dimensões dos eritrócitos formados no saco vitelino eram significativamente superiores às dos eritrócitos maduros de origem medular, mas também às dos eritrócitos formados nos primeiros ilhéus eritroblásticos embrionários com um macrófago central no interior.

Assim, ao longo do desenvolvimento dos embriões de ratos, verificou-se a mesma tendência para o aumento dos eritrócitos menores, tal como aconteceu na embriogénese dos porcos, o que muito provavelmente esteve relacionado com uma atenuação à medida que o período hemopoiético angioblástico do embrião se desenvolvia. Posteriormente, a hemopoiese embrionária da medula óssea também se juntou à hepática, e já no estádio 17th (15th dias de embriogénese), juntamente com a extinção da hemopoiese hepática, o número de todos os tipos de micrócitos diminuiu até 1,6% de toda a população eritroide e o número de normócitos atingiu 67%. De forma correspondente, o número de megaloblastos diminuiu mais de 35% em média (Tabela 4), atenuando-se em cerca de 25%, embora no momento do início da eritropoiese primária constituíssem a esmagadora maioria das células sanguíneas, compondo 95% da população. Ao mesmo tempo, algumas das formas eritróides maduras (reticulócitos e eritrócitos normais) aumentaram significativamente, constituindo cerca de 65% de toda a população de formas eritróides.

Table 4

Alterações nos tamanhos das células eritróides (mkm^2) no processo de eritropoiese primária em ratos

Especificação	12 fase	13estágio	13-14 fases	17 fase
proeritroblastos	70.0±6.5	56.3±18.2	52.6±19.6	52.4±17.5
macroblasto	86.2±7.9	67.1±13.3	48.7±4.2	44.3±4.2
normoblastos	-	38.0±3.2	38.0±3.5	35.7±4.6
microblastos	-	26.5±2.2	26.2±2.3	21.9±1.9
macrócitos	-	54.5±4.6	54.5±4.6	41.6±4.8
normócitos	-	37.7±3.5	37.7±3.4	34.7±3.4
micrócitos	-	25.6±1.8	22.7±1.8	18.4±1.5

A partir do acima exposto, pode concluir-se que está a ocorrer um processo de microcitose na eritropoiese embrionária dos ratos, embora o seu papel seja insignificante, enquanto a macrocitose desempenha um papel importante na eritropoiese primária dos ratos. É importante notar que o tamanho dos megaloblastos, cujo número diminui em 50% em média no 17[oth] dia da eritropoiese nos ratos. De acordo com os dados mais pormenorizados representados sobre todos os tipos de células eritróides no Quadro 4, os tamanhos das células eritróides apontam para o facto de que, juntamente com o início da hemopoiese do saco vitelino (fase 13th da gestação), os tamanhos dos proeritroblastos e dos grandes blastos basófilos diminuíram em média 25%, mas os tamanhos dos proeritroblastos permaneceram inalterados durante todo o período do estudo. No que diz respeito às alterações dos tamanhos das formas blásticas durante o processo de desenvolvimento embrionário, observámos uma diminuição não acentuada, com exceção dos blastos normais, cujos tamanhos permaneceram inalterados. As células eritróides mais maduras, nomeadamente os reticulócitos grandes e pequenos e os eritrócitos, também sofreram uma redução de 25-30% durante o processo de gestação. No entanto, os tamanhos dos eritrócitos não nucleados maduros normais não sofreram quaisquer alterações posteriormente.

Um estudo da dinâmica das alterações do teor de hemoglobina revelou uma redução não acentuada dos seus valores em todas as células eritróides durante o processo de desenvolvimento embrionário dos ratos, exceto nos normócitos, cujo teor de hemoglobina na hemopoiese da medula óssea aumentou 22% (Tabela 5). O teor de hemoglobina diminuiu autenticamente nos reticulócitos grandes, normais e pequenos e também nos micrócitos durante o processo de eritropoiese primária, enquanto que nos eritrócitos grandes e normais o seu teor aumentou autenticamente.

Table 5

Dinâmica das alterações do teor de hemoglobina (em unidades convencionais) nas células eritróides da eritropoiese primária no processo da sua diferenciação

Especificação	12 fase	13 fase	13-14 fases	17 fase
proeritroblastos	32.1±0.9	30.1±1.1	19.5±0.7	20.1±0.9
macroblasto	45.4±4.1	43.4±6.2	41.0±4.1	34.9±4.1
normoblastos	-	13.9±1.2	31.6±3.2	21.9±1.5
microblastos	-	12.1±0.3	11.3±1.4	12.4±1.5
macrócitos	-	64.9±6.7	71.4±3.9	56.8±3.5
normócitos	-	43.8±6.0	46.7±1.9	46.7±1.7
micrócitos	-	23.3±4.0	17.2±1.9	16.8±1.7

Como foi demonstrado anteriormente, nas fases iniciais da hemopoiese do saco vitelino, mais de 80% das células eritróides eram representadas pelos macroeritroblastos basófilos, cujo conteúdo de hemoglobina, bem como o dos proeritroblastos, era 1,5 vezes inferior ao dos reticulócitos e eritrócitos. A partir da fase 13th da embriogénese dos ratos, cerca de 25% das células embrionárias eram representadas por macroeritrócitos, cujos tamanhos eram uma vez e meia superiores aos dos normócitos e duas vezes superiores aos dos micrócitos. Neste caso, o conteúdo de hemoglobina nos macrócitos era correspondentemente 50% mais do que nos normócitos e quatro vezes mais do que nos micrócitos. É de salientar que o teor de hemoglobina no processo de eritropoiese primária diminuiu gradualmente e de forma constante, mas nos normócitos aumentou aproximadamente 1,5%.

Considerando os resultados das análises realizadas do conteúdo de DNA nos estágios 13-14th do desenvolvimento da eritropoiese primária em ratos, que estão representados na Tabela 6, e também os histogramas de distribuição de DNA (Figura 2) nos diferentes tipos de células, fica evidente que os eritroblastos precoces, medianos e tardios são representados por células nas fases G_1, S e G2 do ciclo mitótico. Aqui, a maior parte das células 3c e 4c (mais de 70%) são os eritroblastos precoces, enquanto que nos eritroblastos medianos e tardios as células diplóides constituem mais de 70%, e o conteúdo proteico nos eritroblastos medianos é cerca de 25% mais, e nos eritroblastos tardios é cerca de duas vezes mais do que nos análogos diplóides dos eritroblastos precoces.

Considerando que o índice de "proteína total" reflecte principalmente o conteúdo de hemoglobina nos eritroblastos, pode supor-se que os dados representados na Tabela 6 reflectem uma dinâmica das alterações do conteúdo de hemoglobina nos eritroblastos no processo da sua diferenciação. Como se verificou, entre os eritroblastos médios e tardios havia cerca de 3% de células com núcleos adicionais.

Quadro 6

Teor de ADN e de proteínas totais nas fases 13-14 da eritropoiese primária dos ratos

Fases do desenvolvimento	ADN	Quantidade de células (%)	Proteína total
Eritroblastos primitivos	2c	28	28.2±1.4
	3c	44	41.1±4.0
	4c	28	52.1±3.8
Eritroblastos médios	2c	72	35.1±3.9
	3c	15	56.1±5.8
	4c	13	75.1±8.9
Eritroblastos tardios	2c	77	54.2±2.8
	3c	13	68.3±9.5
	4c	10	81.2±9.3
Eritroblastos médios com núcleos adicionais	2c	34	37.7±4.2
	3c	66	50.0±7.1
Eritroblastos tardios com núcleos adicionais	2c	90	56.3±3.8
	3c	10	76.3±9.5

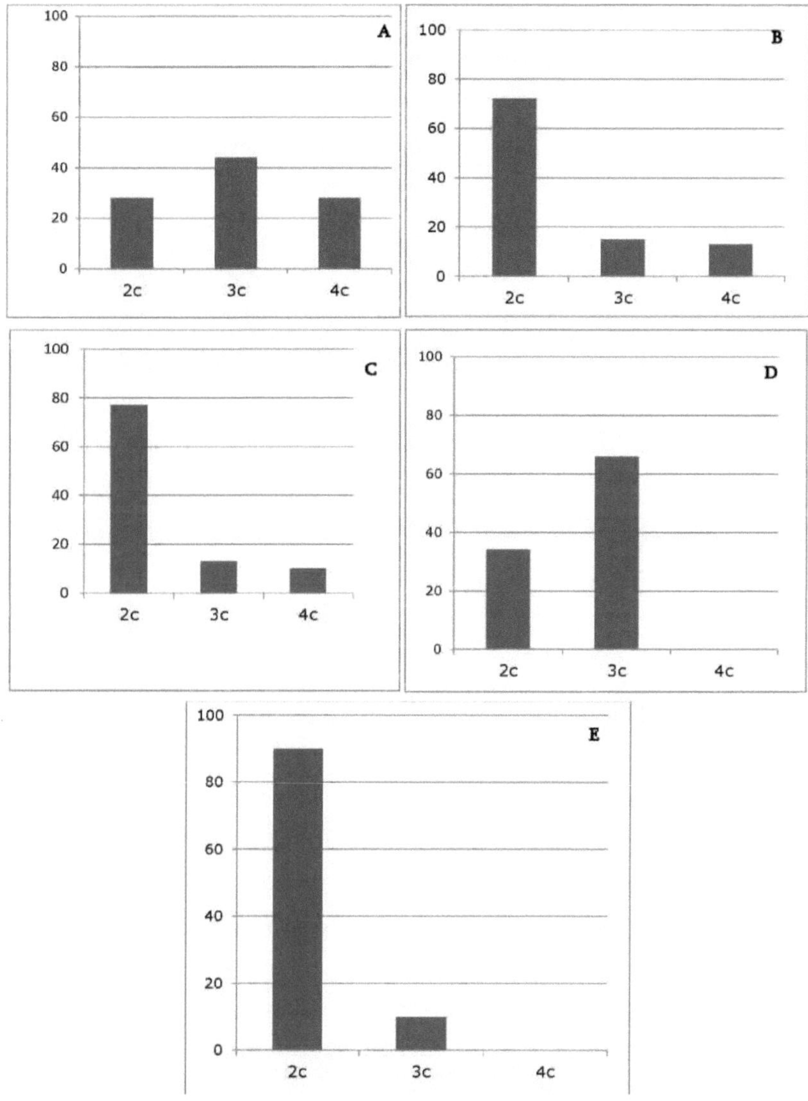

Figura 2. Distribuição das células eritróides de rato de acordo com as classes de ploidez

A- Eritroblastos precoces; B- Eritroblastos médios; C- Eritroblastos tardios;

D- Eritroblastos médios com núcleos adicionais; E- Eritroblastos tardios com núcleos adicionais.

A sua quantidade máxima foi observada nos estádios 13-14th do desenvolvimento embrionário, após o que se reduziu drasticamente. Após a realização de uma fotometria separada dos núcleos principal e adicional, verificou-se que, se cerca de 70% dos eritroblastos medianos continham uma quantidade diploide de ADN total dos núcleos principal e adicional em conjunto, já na fase de eritroblastos tardios quase todas as células com núcleos adicionais (cerca de 90%) tinham uma quantidade diploide de ADN, e o conteúdo proteico nelas não excedia o dos análogos diplóides dos eritroblastos tardios. Isto atesta o facto de que nos núcleos durante a eritropoiese primária em ratos não ocorre principalmente uma síntese adicional de ADN com um aumento correspondente do conteúdo total de hemoglobina, mas uma fragmentação dos núcleos, e apenas em 10% das células o conteúdo total de ADN aumenta autenticamente devido à síntese adicional de ADN nos núcleos dos eritroblastos, que está associada a um aumento do conteúdo total de proteínas. Este fenómeno confirma a nossa suposição sobre a ausência de síntese adicional de ADN na parte notável das células eritróides com núcleos acessórios durante a eritropoiese primária dos ratos. De qualquer modo, a presença deste fator, mesmo numa parte insignificante dos eritroblastos tardios, com um aumento correspondente do conteúdo total de proteínas, indica a existência deste fenómeno durante o processo de evolução.

Conclusões. A investigação da eritropoiese dos embriões de porco e de rato mostrou que nos ratos, ao contrário dos porcos, não houve uma eritropoiese mesenquimal intra-embrionária significativa. Pela primeira vez foi demonstrado que na eritropoiese megaloblástica mesenquimal dos porcos é possível, numa parte das células, a extrusão de núcleos e a formação de eritrócitos primitivos não nucleados. De acordo com os dados que obtivemos em relação aos suínos, estes não constituíam mais de 2-2,5% das células eritróides. Este tipo de células foi detectado nos 15-25th dias de desenvolvimento do embrião de porco e desapareceu quase por completo no 35th dia de gestação. A geração formadora de eritrócitos primários nucleados e não nucleados variou em termos de tamanho, mas as células de grande tamanho, megaloblastos e megalócitos, são encontradas com mais frequência. A eritropoiese megaloblástica em ratos foi encontrada já no estágio 12th da gestação, quando nos vasos do saco vitelino apenas megaloblastos foram revelados e apenas no estágio 13th os eritrócitos apareceram, mas no estágio 13-14th , quando a hemopoiese hepática também foi incluída, o número de eritrócitos aumentou notavelmente, compondo mais de 70% da população de células eritróides dos ratos. Neste caso, o número de megalócitos era bastante elevado, atingindo até 43% da população de eritrócitos, ao passo que o número de megalócitos na eritropoiese hepática dos porcos não excedia 10% da população de eritrócitos. Nas fases iniciais do desenvolvimento ontogenético dos ratos, observou-se uma ausência quase completa de síntese de ADN, o que, na nossa opinião, foi uma consequência da eritropoiese mais intensa no desenvolvimento fisiológico dos porcos, mas a ausência da população hipertetraplóide das células hemopoiéticas nos ratos instancia a nossa sugestão. Em benefício desta sugestão, os valores mais baixos do conteúdo de hemoglobina nas células eritróides dos ratos do início da eritropoiese testemunham em comparação com os índices análogos nos suínos.

REFERÊNCIA

1 . Aglietta M, Pasquino P, Sanavio F, Stacchini A, Severino A, Fubini L, Morelli S., Volta C., Monteverde A., Piacibello W., Gavosto F. Granulocyte-macrophage colony stimulating fator and interleukin 3: target cells and kinetics of response in vivo. Stem Cells. 1993;11, 2:83-7.

2 . Anatskaya O.V. & Vinogradov A.E. Somatic polyploidy promotes cell function under stress and energy depletion: evidence from tissue-specific mammal transcriptome. Funct Integr Genomics. 2010;10(4):433-46

3 . Baron M.H., Isern J., Stuart T. Fraser The embryonic origins of erythropoiesis in mammals // BLOOD 2012, Volume 119, Número 21, p. 4828-4837.

4 . Baron M.H., Vacaru A., Nieves J. Erythroid development in the mammalian embryo. Blood Cells Mol Dis. 2013;51(4):213-9.

5 . Bethlenfalvay N.C. & Block M. Fetal erythropoiesis. Maturação na eritropoiese megaloblástica (saco vitelino) no rato C57Bl/6J. Ata Haematol 1970, 44: 240-245.

6 . Bills N.D., Koury M.J., Clifford A.J., Dessypris E.N. Ineffective hematopoiesis in folate-deficient mice. Blood. 1992;79(9):2273-80.

7 . Burgess A.W. & Metcalf D. The nature and action of granulocyte-macrophage colony stimulating factors. Blood. 1980;56(6):947-58.

8 . Carbonell F., Calvo W., Fliedner T.M. Composição celular da medula óssea fetal humana. Estudo histológico em secções de metacrilato. Ata Anat (Basjel). 1982;113(4):371-5

9 . De Simone J., Mueller A.L. Síntese de hemoglobina fetal (HbF) em babuínos, Papio cynocephalus. Análise da síntese de hemoglobina fetal e adulta durante o desenvolvimento fetal. Blood. 1979;53(1):19-27.

10 Deich A.D. Introduction to quantitative cytochemistry New York /London, Academic Press; 1966, 65-67.

11 Dessypris E.N. Erythropoiesis. In: Lee GR, Bithell TC, Foerster J, Atens JW, Lukens JN, eds. Wintrobe's Clinical Hematology, 9th ed., Philadelphia. Philadelphia: Lea and Febiger, 1993: 134-157.

12 Emura I., Sekiya M., Ohnishi Y. Quatro tipos de células estaminais hemopoiéticas

presumíveis no fígado fetal humano. Arch Histol Jpn. 1983; 46(5):645-62.

13 Emura I, Sekiya M, Ohnishi Y. Dois tipos de séries eritrocíticas imaturas no fígado fetal humano. Arch Histol Jpn. 1983 Dec;46(5):631-43.

14 . Ferkowicz M.J & Yoder M. Formação de ilhas de sangue: observações de longa data e interpretações modernas. Hematologia Experimental 2005, 33 (9):1041-1047

15 . Ferkowicz M.J., Starr M, Xie X, et al. A expressão de CD41 define o início da hematopoiese primitiva e definitiva no embrião murino. Development. 2003;130:4393-4403.

16 . Fruhman G.J. Blood formation in the pregnant mouse (Formação de sangue no rato grávido). Blood. 1968; 31(2):242-8

17 Gaub J., Auer G., Zetterberg A.. Quantitative cytochemical aspects of a combined feulgen-naphthol yellow S staining procedure for the simultaneous determination of nuclear and cytoplasmic proteins and DNA in mammalian cells. Exp Cell Res.; 1975, 92: 323-332

18 Ghatpande S., Ghatpande A., Sher J., Zile M.H., Evans T. Retinoid signaling regulates primitive (yolk sac) hematopoiesis. Blood. 2002; 99(7):2379-86.

19 Godin I. & Cumano A. Of birds and mice: hematopoietic stem cell development. Int J Dev Biol. 2005;49(2-3):251-7.

20 Gray P. The Microtomist's Formulary and Guide. Blakiston, Nova Iorque, 1954.

21 Gregor H., Egarter C., Levin D., Sternberger B., Heinze G., Leitich H., Reisenberger K. The passage of granulocyte-macrophage colony-stimulating fator across the human placenta perfused in vitro. J Soc Gynecol Investig. 1999;6(6):307-10.

22 . Hermine O., Dubart A., Porteux F., Mayeux P., Titeux M., Dumenil D., Vainchenker W. Inhibition of the erythropoietin-induced erythroid differentiation by granulocyte-macrophage colony-stimulating fator in the human UT-7 cell line is not due to a negative regulation of the erythropoietin recetor. Blood. 1996;87(5):1746-53.

23 . Hübel K., Dale D.C., Liles W.C. Therapeutic use of cytokines to modulate phagocyte function for the treatment of infectious diseases: current status of granulocyte colony-stimulating fator, granulocyte-macrophage colony stimulating fator, macrophage colony-stimulating fator, and interferon-gamma. J Infect Dis. 2002;185(10):1490-501.

24 Huber T.L., Kouskoff V., Fehling H.J., Palis J., Keller G. Haemangioblast commitment

is initiated in the primitive streak of the mouse embryo. Nature. 2004;432(7017):625-630

25 Isern J., He Z., Fraser S.T., Nowotschin S., Ferrer-Vaquer A., Moore R., Hadjantonakis A.K., Schulz V., Tuck D., Gallagher P.G., Baron M. Single-lineage transcriptome analysis reveals key regulatory pathways in primitive erythroid progenitors in the mouse embryo. Blood. 2011; 117(18):4924-34.

26 . Isern J., Fraser S. T., He Z., Baron M. H. O fígado fetal é um nicho para a maturação de células eritróides primitivas. Proc Natl Acad Sci USA 2008, 105(18):6662-6667.

27 Isern J. & Méndez-Ferrer S. Stem cell interactions in a bone marrow niche. Curr Osteoporos Rep. 2011;9(4):210-8.

28 Jaffredo T., Bollerot K., Sugiyama D., Gautier R., Drevon C. Tracing the hemangioblast during embryogenesis: developmental relationships between endothelial and hematopoietic cells. Int J Dev Biol. 2005;49(2-3):269-77.

29 Jegalian A.G., Acurio A., Dranoff G., Wu H. Haploinsuficiência do recetor da eritropoietina e interação in vivo com o fator estimulador da colonização de granulócitos-macrófagos e a interleucina 3. Blood. 2002;99(7):2603-5.

30 Jolly J. Variations de l'hemoglobine, du nombre des globules rouges et de la valeur globulaire aux differentes periodes de la vie, chez le rat blanc. Compt. rend. Soc. de biol., 1909, 1, 137.

31 . Karalova E.M., Bakhshinian M.Z., Magakian IuA. Síntese e conteúdo de ADN nos núcleos de macrófagos de ratinhos normais, durante a carcinogénese e durante a administração de retinóides aos animais. Tsitologiia. 1990;32(1):47-53.

32 King J.E. & Ackerman G.A. Erythropoiesis in the bone marrow of the fetal rabbit. Anat Rec. 1967;157(4):589-605.

33 . Kingsley P.D., Malik J., Fantauzzo K.A., Palis J.Yolk sac-derived primitive erythroblasts enucleate during mammalian embryogenesis. Blood, 2004 104: 19-25.

34 Kritzenberger M. & Wrobel K.H. Role of the mesonephros as a transient haematopoietic organ in the bovine embryo. Anat Histol Embryol. 2010; 39(6):534-45.

35 . Kyunghee C. O Hemangioblasto: Um Progenitor Comum de Células Hematopoiéticas e Endoteliais // Journal of Hematotherapy & Stem Cell Research, 2002,Volume 11, 1, p.91-101

36 Lee K.Y., Fong B.S., Tsang K.S., Lau T.K., Ng P.C., Lam A.C., Chan K.Y., Wang C.C., Kung H.F., Li C.K., Li K. Os nichos estromais fetais melhoram a diferenciação hematopoiética e a troca de globina derivadas de células estaminais embrionárias humanas. Stem Cells Dev. 2011,20(1):31-8.

37 Lee S.H., Crocker P.R., Westaby S., Key N., Mason D.Y., Gordon S., Weatherall D.J. Isolamento e caraterização imunocitoquímica de macrófagos estromais da medula óssea humana em clusters hemopoiéticos. J Exp Med. 1988;168:1193-1198

38 Lillie R.D. Histopathologic Technic and Practical Histochemistry McGraw-Hill, Nova Iorque, 1965.

39 Liwska J. & Grabinski-Baranowski A.J. Ultra-estrutura do saco vitelino secundário no embrião de porco. Folia Morphol (Warsz). 1994;53(4):269-83

40 Lu Shi-Jiang, Qiang Feng, Jennifer S. Park, Loyda Vida, Bao-Shiang Lee, Michael Strausbauch, Peter J. Wettstein Propriedades biológicas e enucleação de glóbulos vermelhos de células estaminais embrionárias humanas //BLOOD, 2008, Volume 112, Número 12, 112: 4475-4484,

41 Mao X, Shi X, Liu F, Li G, Hu L. Avaliação da proteína de macrófagos eritroblastos relacionada com ilhas eritroblásticas em pacientes com transplante de células estaminais hematopoiéticas. Eur J Med Res. 2013;18:9.

42 McGrath K.E, Kingsley P.D, Koniski A.D, Porter R.L, Bushnell T.P, Palis J. Enucleation of primitive erythroid cells generates a transient population of "pyrenocytes" in the mammalian fetus. Blood. 2008;111(4):2409-17.

43 Miller E.R.,Ullrey D.E.,Ackermann I.,Schmidt D.A.,Luecke R.W.,Hoefer J.A.Swine hematology from birth to maturity.II. População de eritrócitos, tamanho e concentração de hemoglobina.Anim Sci.1961;20:890-7.

44 . Nishijima I., Nakahata T., Watanabe S., Tsuji K., Tanaka I., Hirabayashi Y., Inoue T., Arai K. Hematopoietic and lymphopoietic responses in human granulocytemacrophage colony-stimulating fator (GM-CSF) recetor transgenic mice injected with human GM-CSF. Blood. 1997;90(3):1031-8.

45 O'Connor R.J. Carbohydrate metabolism and cell division in developing red blood cells. Br J Exp Pathol. 1952; 33(5):462-7.

46   Palis J., Malik J., McGrath K.E., Kingsley P.D. Primitive erythropoiesis in the mammalian embryo. Int J Dev Biol. 2010;54(6-7).

47   Pearson P.L., Klemcke H.G., Christenson R.K., Vallet J.L. Uterine environment and breed effects on erythropoiesis and liver protein secretion in late embryonic and early fetal swine. Biol Reprod. 1998; 58(4):911-8

48   . Rahmati M., Petitbarat M., Dubanchet S., Bensussan A., Chaouat G., Ledee N. Colony Stimulating Factors 1, 2, 3 and early pregnancy steps: from bench to bedside. J Reprod Immunol. 2015;109:1-6.

49   Raslova H., Roy L., Vourc'h C., Le Couedic J.P., Brison O., Metivier D., Feunteun J., Kroemer G., Debili N., Vainchenker W. Megakaryocyte polyploidization is associated with a functional gene amplification. Blood. 2003;101(2):541-4.

50   Rhodes K.E., Gekas C., Wang Y., Lux C.T., Francis C.S., Chan D.N., Conway S., Orkin S.H., Yoder M.C., Mikkola H.K. O aparecimento de células estaminais hematopoiéticas é iniciado na vasculatura placentária na ausência de circulação. Cell Stem Cell. 2008,2(3):252-63

51   . Rifkind R.A., Cantor L.N., Cooper M., Levy J., Maniatis G.M., Bank A., Marks P.A. Ontogeny of erythropoiesis in the fetal mouse. Ann N Y Acad Sci. 1974;241(0):113-8.

52   . Sasaki K. & Iwatsuki H. Origem e destino dos macrófagos centrais das ilhas eritroblásticas no fígado fetal e neonatal do rato. Microsc Res Tech. 1997;39(5):398-405.

53   . Sasaki K. & Matsumura G. Células hemopoiéticas do saco vitelino e do fígado no embrião de rato: um estudo de microscopia de luz e eletrónica. J Anat. 1986; 148:87-97.

54   . Sasaki K. & Sonoda Y. Histometrical and three-dimensional analyses of liver hematopoiesis in the mouse embryo. Arch Histol Cytol. 2000; 63(2):137-46.

55   Sequeira Lopez M.L., Chernavvsky D.R., Nomasa T., Wall L., Yanagisawa M., Gomez R.A. The embryo makes red blood cell progenitors in every tissue simultaneously with blood vessel morphogenesis. Am J Physiol Regul Integr Comp Physiol. 2003; 284(4):1126-37.

56   Sheng G. Primitive and definitive erythropoiesis in the yolk sac: a bird's eye view // Int J Dev Biol 2010, 54(6-7):1033-1043.

57   Smith B.R. Regulation of hematopoiesis. Yale J Biol Med. 1990; 63(5):371-80.

58   Sonoda Y., Sasaki K., Suda M., Itano C., Iwatsuki H. Efeitos da colchicina na enucleação de células eritróides e macrófagos no fígado de embriões de rato: estudos ultra-estruturais e tridimensionais. Anat Rec. 1998; 251(3):290-6.

59   Spike B.T., Dibling B.C., Macleod K.F. Hypoxic stress underlies defects in erythroblast islands in the Rb-null mouse. Blood. 2007,110(6):2173-81

60   . Steiner R. & Vogel H. Sobre a cinética da diferenciação das células eritróides em ratos fetais: I. Determinação microespectrofotométrica do teor de hemoglobina nas células eritróides durante a gestação. J Cell Physiol 1973,81: 323-338.

61 Tada T., Widayati D.T., Fukuta K. Estudo morfológico da transição de sítios hematopoiéticos no rato em desenvolvimento durante o período peri-natal. Anat

Histol Embryol, 2006 Aug;35(4):235-40.

62   . Tatoyan M. R., Abroyan L. O. Hakobyan L. A., Avetisyan A. S., Karalyan Z. A., Karalova Y. M. Eritropoiese mesenquimal na ontogénese do porco. Porcine Research, 2016, Volume 6, Edição 2.p.64-71

63   . Tatoyan M., Abroyan L., Avetisyan A., Semergyan Z., Hakobyan L., Karalova E., Karalyan Z.Características comparativas da eritropoiese precoce de porcos e ratos. Porcine Research, 2017,7(1):20-31.

64   . Tatoyan M., Karalova E. Hakobyan L. Abroyan L. Avetisyan A. Karalyan N. Karalyan Z. Ontogénese das células eritróides do porco //Porcine Research, 2015 Volume 5, Issue 1, p-12-22. http:// www.porc.bioflux.com.ro/

65   . Tatoyan M., Karapetyan S., Hakobyan L., Abroyan L., Avetisyan A., Karalova E., Karalyan Z., 2016 Ontogénese das ilhas eritroblásticas em suínos. Porc Res 6(1):1-9.

66   . Tatoyan M., Semergyan Z., Karalyan Z. Associação dos factores estimulantes do cólon materno com a eritropoiese normoblástica dos embriões de suínos. // Porcine Research, 2016, Volume 6, Edição 1.p.24-30.

67 Udupa K.B. & Sharma B.G. Possible role of tumor necrosis fator-alpha in erythropoietic suppression by endotoxin and granulocyte/macrophage colonystimulating fator. Am J Hematol. 1996;52(3):178-83.

68   . Vadhan-Raj S, Buescher S, LeMaistre A, Keating M, Walters R, Ventura C, Hittelman

W, Broxmeyer HE, Gutterman JU. Stimulation of hematopoiesis in patients with bone marrow failure and in patients with malignancy by recombinant human granulocyte-macrophage colony-stimulating fator. Blood. 1988 Jul;72(1):134-41.

69 . Vallet J.L., Klemcke H.G., Christenson R.K. Interrelationships among conceptus size, uterine protein secretion, fetal erythropoiesis, and uterine capacity. J Anim Sci. 2003;81(9):2352-6.

70 Van Hove L, Goossens W, Van Duppen V, Verwilghen RL. Contagem de reticulócitos utilizando laranja de tiazol. Um método de citometria de fluxo. Clin Lab Haematol. 1990;12(3):287-99.

71 . Weigert K. Eine Kleine Verbesserung der haematoxylin-van Gieson-Methode. Z Wiss Mikr 1904; 2;1-5.

72 Weiss D.J. & Wardrop K.J. Schalm's Veterinary Hematology, 6ª Edição. 1232 páginas; 2010, Wiley-Blackwell.

73 Wong P.M., Chung S.W., Chui D.H., Eaves C.J. Properties of the earliest clonogenic hemopoietic precursors to appear in the developing murine yolk sac. Proc Natl Acad Sci U S A. 1986;83(11):3851-4.

74 . Yoder M. C., Hiatt K. As células hematopoiéticas do saco vitelino murino e da medula óssea com elevado potencial de proliferação apresentam diferentes capacidades de produção de células formadoras de colónias in vitro. Journal of Hematotherapy & Stem Cell Research 1999;8(4): 421-430.

75 . Yokoyama T, Kitagawa H, Takeuchi T, Tsukahara S, Kannan Y. Não há morte celular apoptótica de células eritróides de ilhas eritroblásticas na medula óssea de ratos saudáveis. J Vet Med Sci.2002;64:913-919

76 Zambidis E.T., Peault B., Park T.S., Bunz F, Civin C.I. Hematopoietic differentiation of human embryonic stem cells progresses through sequential hematoendothelial, primitive, and definitive stages resembling human yolk sac development. Blood. 2005 Aug 1;106(3):860-70.

77 . Zeidberg L.D. A quantitative determination of the changes in hemoglobin concentration, volume of red cells, and basophilia in the blood of rabbit fetuses at various stages during the last third of pregnancy. Am. J. Physiol, 1929, 90, 172.

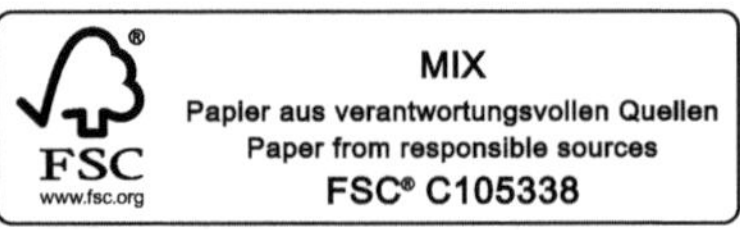

Printed by Books on Demand GmbH, Norderstedt / Germany